Beautiful Life

Beautiful Life

自我療癒與轉化之道

Michelle Chu——著

正念陰瑜伽

Mindfulness
Yin Yoga

| 推薦序 |

本書是瑜伽練習者的良伴

Space Yoga創辦人　馬修

Michelle 的著作，對想要更深入了解陰瑜伽和正念基礎的練習者來說，是一個永續自我練習的良伴。她真摯又關切的教學方法，反映了她保有敞開的初心，以及她深深了解在練習中處於當下的重要性。

我見證了 Michelle 多年來的成長與學習。她在生命的旅程中，投身瑜伽和正念練習；這不僅僅是為了教學和轉化，也為了能在生命的苦痛中，能夠專注於當下，並在深入困難和生命課題中找到喜樂。

身為一位教學者，她能夠啟發許多瑜伽練習者的心，來陪伴他們走上這條練習之路。

| 推薦序 |

這是一場身與心的深度探索

藝人、瑜伽練習者　鳳小岳

Michelle 老師帶領的練習，跟我以往接觸的瑜伽非常不同。以前，我把瑜伽當作一種探索身體的方式，但卻僅止於「身體」；在 Michelle 老師的教學過程中，我們花很多時間探討「心」的面貌，以及我們的欲望和情感，要如何與身體連結互動。

做瑜伽時，我偶爾會感到，即便身體已經進入一個很困難的姿勢了，然而心裡的安穩和平靜卻能絲毫不受影響。會有這麼一個片刻，內心是完全快樂和平靜的，我想這就是瑜伽的魔力吧！讓人彷彿身處在沒有恐懼的地方，而這也是我嚮往的感覺。接下來，我會在生活中應用老師所教授的正念智慧，換個方式和自己相處。感謝 Michelle 老師的帶領和指導，幫助我在這條路上持續前進。

| 推薦序 |

陰瑜伽，讓我感受到生命能量的流動

阿斯坦加八支二級認證教學者　Ann Huang

在一次培訓時，Michelle 老師開啟我陰瑜伽的旅程。當下我感受到：「這位內在如此柔軟美麗的老師，其特質正是我內在所欠缺的」。

宇宙萬物本由陰陽能量所組成，透過瑜伽的練習，讓我們學習正念。從小到大的教育，總是教導我們向外追求；然而，我們卻逐漸失去了對內在感受的能力，甚至將心念所創造出來的形象，當作事實加以接受。

透過陰瑜伽的練習，讓我身體止、心念止。在定靜中，感受那股生命能量的流動，學習接受與安住在這個當下，讓我們生活中行、住、坐、臥也可以不斷地反思，進而更珍惜且善用我們所擁有的。

當我以觀察者的姿態看著每一次的練習，感受體內生命能量由內延展出外在肌肉的強韌，那股穩定的喜悅與愛也油然而生。

遇見最真實的自己

台灣女子衝浪選手　Jessie Hong

因為 Michelle，我開始真正接觸瑜伽，也體認到這是一個重新認識自己及生命的開端。近三年來，我走入了家庭、懷胎生產、焚膏繼晷地照顧孩子，同時亦身兼兩家餐廳的經營者；時光繼續向前奔走的同時，內心卻蒙上了一層迷惑，這對頭腦向來清晰的我來說是不可思議的事。

最近結束了在蘇美島由 Michelle 老師帶領的陰瑜伽及靜瑜伽僻靜營。透過練習，我放慢呼吸，再將呼吸帶入體位法，覺知身體、覺知存在。困住的心靈，在課程中逐漸釋放。無法預知每次的練習會遇見什麼。每次閉上眼，再睜開眼的瞬間，我又多認識了自己一些，也更勇於面對痛楚。我未必能改變生命中的人事物或苦痛，但我能真切地了解並接受，所有的一切都是共存的，感受及感激自己存在著。

謝謝 Michelle 這樣的良師益友出現在我的生命中；每次瑜伽練習，我看著妳，同時看見自己。

| 自序 |

踏上瑜伽之路

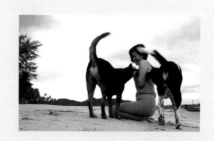

我的瑜伽之路完全是上天的安排。在十多年前,生命中發生了突然的驟變,那個驟變足以讓我對這個世界的認知與建構瞬間崩解,來到人生看不到任何光的地方,身心狀態也跌落谷底。那時的我,必須仰賴抗憂鬱和安眠的藥物,才能勉強讓日子過下去。

在這個時候,我的一位好朋友 Elaine(Thank you, Elaine.)熱情地邀請我去參加瑜伽課程。在接觸瑜伽前,我並不熱衷於任何運動,總覺得自己應該繳了錢,去幾次後,就興致缺缺了。但因為她真的太熱情地鼓舞我,盛情難卻下,我們便一同去參觀了教室,之後,我就像所有初學者一樣,滿懷希望和衝勁地下定決心要好好練習瑜伽。

一開始,我的身體非常僵硬,即便是基礎的瑜伽動作,對我而言都非常困難,但在每次練習後的大休息裡,淚水總會從眼角像泉水溢出,那時的我不太確定那是悲傷、感動,還是什麼情

緒，但是在我的內心裡，可以感覺到隨著每次的練習，開始有
「光」一絲絲地照進了心裡。

慢慢地，我開始規律地練習，規律到一週練習六天。於此期間，
我也開始改變飲食習慣和生活作息，並進行一年一次的身體排
毒。雖然這些都是有益身心的改變，但我的家人，還有瑜伽圈
之外的朋友，一度開始擔心我是不是太過熱衷，有點像是加入
了什麼奇怪的宗教。

雖然一開始，我對於他們的不理解感到有些孤單，但我知道，
那都是出自於愛和關心。在我的內心裡，隱約有股堅定又溫柔
的力量，引領著我往前走，即便那時前方的道路，像是大霧瀰
漫一般地朦朧。

即便規律練習兩三年後，要安靜地靜坐，對我而言仍然是非常
困難的一件事。對那時的我來說，選擇有挑戰性的體位法比要
坐下來靜坐三十分鐘容易多了。每次一坐下來，腦子裡紛亂的
思緒就像龍捲風一般，攪得我不堪重負。好像不靜坐時，頭腦
反而沒這麼忙亂和難耐。

那時很幸運地，有位長輩推薦並資助我去倫敦上莎拉・鮑爾斯
（Sarah Powers）老師的陰瑜伽師資培訓課程，之後也成為莎

拉老師在台灣課程做為指定即席口譯和助教。

非常感念莎拉老師無私的教導，我在與老師學習、口譯和擔任助教的期間獲益良多，從教學原理、佛家哲學、輔具調整、口譯內容和論文批閱，老師都給予我許多受用的指導和建議。在練習陰瑜伽和生命能量呼吸法之後，身體的經脈慢慢鬆開，也慢慢建立起練習的專注力，終於能有定力靜坐。

然而，一路走來，讓我收穫最多的，是學習到正念和內觀的方式。這像是一個萬用的「生活技能」，幫助我在往後的生活中，有能力與各種狀況共處。長年的瑜伽、靜坐和正念心法練習，也為我的教學和生活帶來許多直覺性的靈感，並且常讓我反思，我的生命要以什麼樣的形式來服務他人。

在踏上瑜伽之路後，生命的進程，讓我從少女變成有兩個寶貝女兒的少婦。身心經歷了孕產的變化，還有考驗著在家庭和工作之間的拿捏與平衡，這個過程讓我體悟到瑜伽真的是門古老的科學，但也是現代生活的工具，正如我的生命能量呼吸法上師 Tiwari 所說：「如果能夠善用這門科學和工具，生活便成為一種流動和創造的藝術。」

| 本書緣起 |

如實觀照身心的起落，
讓生命從源頭處整合與轉化

大多數人接觸瑜伽，是從體位法為切入點。在完整的練習中，包括課前的梵唱、進入體位法後身體的正位、隨著一吸一吐的串聯律動、汗水隨著喘息聲落在瑜伽墊上的印記、甚至最後的大休息，都能為身體注入活力，帶給練習者一種內在滿足。原本一週一次的練習，不知不覺中慢慢增加，朋友的晚餐邀請、同事的歡唱聚會，似乎遠不及一堂瑜伽課的魅力。

慢慢地，當瑜伽練習從初始玩票性質的淺嘗變成規律練習之後，我們在瑜伽墊上精進著體位法。在練習的過程中，可能積極想要完成某個體位法，因而產生懊惱、自豪、自我批判或感覺優越等情緒。

有時因為工作、家庭或身體狀況而不能練習瑜伽，甚至要短暫休息時，那種失落感難以彌補。於是，瑜伽墊變成阿拉丁的救贖魔毯，生活裡的困難或問題，彷彿都能消融在滴滴汗水裡，在瑜伽墊上暫時得到某種如天堂般的解脫；但當練習結束，捲

起瑜伽墊要回到面對工作、家庭與生活時，我們的內在仍感到無力徬徨，並有種「回到人間」的感覺。

所謂的「正念」是如實地、不帶批判地，觀看身體感受、情緒與思緒的升起和退去，並與之共處。陰瑜伽的練習中，以身體為切入點，每個瑜伽體式動作三～五分鐘的停留，同時也是正念練習。這樣陰柔臣服的練習方式，能夠創造一個與自己共處的時間和空間、培養專注力，並且幫助平衡資訊爆炸及高度追求效率的生活節奏。

陰瑜伽的練習在於創造身體與內心的空間。身體有了空間，身體感到柔軟；內心有了空間，我們能對自己和他人多一分耐心與慈悲。也因為在動作的停留中，以正念的方式如實地觀看身體、情緒、思緒的升起來去，練習者因此能對自己的身心靈有更深入的自我了解與覺知，而能從內在升起洞見與智慧。

如此智性，讓生命從源頭處整合與轉化，讓我們能一腳踩在靈性的世界，另一腳踩在千變萬化的紅塵，如實完整地體驗生命裡種種風景。

| 本書使用方法 |

本書教授的慈、悲、喜、捨四大序列體式,是依照難易順序排列,因此居家練習者或初學者,建議從慈序列開始練習,循序漸進。但如果沒有足夠的練習時間,建議挑幾個做起來覺得「特別困難」或「特別舒暢」的體式,因為「特別困難」,代表身體該部位的經絡不暢通,需要多放鬆,而「特別舒暢」的動作,則有助於安定心緒。

本書亦為筆者「正念陰瑜伽」師資培訓指定用書,適用於教學練習,然而若是使用本書做教學的公司行號或運動中心,沒有適當的輔具,那麼也可以用磚塊,或是多餘的瑜伽墊來取代抱枕和毯子。

本書特點尚有:清楚的動作繪圖、對於較難體式,提供替代式作為選擇,以及圖與文安排在同一跨頁,方便讀者練習時快速對照。此外,本書也提供許多靜心的練習法,以及介紹陰瑜伽中許多佛學、哲學的智慧,有興趣的讀者亦可針對本書提到的概念,參閱相關的書籍。

目錄

Chapter 1 何謂陰瑜伽

Chapter 2 正念

Chapter 3 陰瑜伽所運用的經絡理論

Chapter 4 四大練習序列

Chapter 5 落實正念生活

【附錄】

何謂陰瑜伽

淺談瑜伽

我的生命能量呼吸法上師 Tiwari 曾說：「瑜伽是門古老的科學和生活的藝術。」

瑜伽透過身體去實作體位法、呼吸、靜坐，進一步投入內在的修行持戒和精進，讓身心靈能透過這些身體例行的實作整合，到達靈性的成長，甚至天人合一的狀態。

現代人大部分是為了身體健康而接觸瑜伽，但在印度的各大古老智慧傳承系統中，瑜伽其實主要是為了增進「靈性的修持」，而身體健康則是由阿育吠陀的傳承，透過草藥、食療、油浴、按摩等方式為身體排毒，並提供合適的生活型態建議，以達到身體康健、長壽的目的。

因此，當現代人想要透過瑜伽來獲得身體健康時，值得探討的是：體位法上的進步和開展，一定代表身心的健康與否嗎？而體位法跟靜功（呼吸、靜坐、以及內在的修行持戒和精進）的練習比例又該是多少？如果真的無法安靜下來靜坐，又該如何練習呢？

瑜伽經當中提到人生的苦來自於「無明」❶，而在身心靈的練習和修持上，如何讓瑜伽成為生活上的一盞明燈，去照亮黑暗的無明，是練習者內在心靈療癒和轉化的道途。

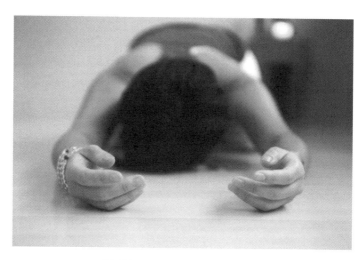

想要透過瑜伽來獲得身體健康時，
值得探討的是：體位法上的進步，一定能代表身心的健康嗎？

---

❶ —— 無明（Avidya），指的是無知或錯誤的認知。例如期望生命是可以掌控或不變的。

什麼是陰瑜伽？

陰瑜伽是以中國經絡理論為基礎，結合印度瑜伽體式，所發展出來的一系列瑜伽體式，透過特定姿勢來刺激體內「氣」的流動，以活絡身體能量。

相較於串聯 ❶ 的體式變化，陰瑜伽是靜態的停留。這種陰的屬性相對於「陽」的概念，所以稱之為「陰瑜伽」。

陰瑜伽的練習，採取被動的方式，每個姿勢約停留三～五分鐘，初學者可酌量減少至一～三分鐘的時間。但若要達到影響並柔軟結締組織 ❷ 並刺激氣的流動，則至少需要三分鐘的停留。

陰瑜伽適合用來平衡忙碌的生活步調，或是與其他動態的運動和瑜伽練習一併搭配，同時也可作為靜坐前的前導練習。

對於大部分尚未有靜坐經驗的瑜伽練習者或一般人來說，一下子進入長時間的靜坐練習，很容易會因經脈不通而導致身體部位的疼痛。

在陰瑜伽中，由於每個動作體式只停留三～五分鐘，相較於一般的靜坐，停留時間較為短暫。並且在陰瑜伽動作轉換時，能給予身體舒展的機會，再進入到下個動作體式停留。一小時的陰瑜伽練習大約僅有七～十個動作體式，比起維持單一的盤坐動作靜坐一小時，對身體和心智來說都容易許多。

隨著陰瑜伽和正念練習，體內的經脈也會越來越通暢，專注力也較能集中，因而可培養出更扎實的基礎和身體條件，如此一來便能開始嘗試練習較久的靜心或靜坐練習。

---

❶ —— 串聯（Vinyasa），意指在體式之間，用特定動作組合（例如平板式，上、下犬式）來完成體式間的過渡，使練習更為順暢。

❷ —— 結締組織即韌帶、肌腱與筋膜等，為脊椎動物的基本組織之一，由細胞和大量細胞外基質組成。

陰瑜伽的緣起

現今較靜態的瑜伽，例如陰瑜伽、靜瑜伽 ❶，都廣受印度艾式瑜伽 ❷ 的影響。艾式瑜伽的體式特色是較長時間的停留，以達到影響身體狀況或療癒的目的。

在其他許多身體練習的領域，例如中國的道家瑜伽、體操和舞蹈界，也常用這種長久的停留來訓練身體的紀律，甚至作為長久靜坐的前導練習。

陰瑜伽在美國初緣起時，並無融入佛家內觀或正念的智慧，只是比一般瑜伽體式停留的時間更久，以及加入陰陽氣脈的理論，在當時，陰瑜伽是受到許多爭議的瑜伽學派，因為許多練習者在長久又沒有輔具支持的停留中受傷。

本書的內容著重於正念和佛家智慧與陰瑜伽動作體式的結合，體式的序列動作和**輔具應用在練習安全上極為重要**。除了動作體式外，最重要的是正念的內在練習。所以在書內後續的四個序列動作中，都有內在練習的引導語。

● 陰瑜伽中的佛法智慧

陰瑜伽一開始並沒有融入正念練習，而是後來才加入佛法的觀念。本書把「正念」與「陰瑜伽」做結合，目的是想把這三～五分鐘的練習，變成一種正念靜心的方式，但又不是像靜坐或禪坐那樣正襟危坐。在這短短幾分鐘的練習中，可以同時透過動作達到靜心的品質。因此，陰瑜伽其實並不是佛教徒才能做，而是可被任何人拿來當作生活上修心的工具或方法，而對佛法有興趣的讀者，建議可以參考一行禪師的《佛陀之心》一書。

● 陰瑜伽與道家及經絡的關係

「陰、陽」為中國自古以來「相對二元的邏輯理論」的概念，該理論是源於對整體萬物和自然觀察。例如：當太陽照向一座山，照不到日光的陰暗處就是「陰」，而日照遍及的山面就是「陽」，故陰陽表示了其「相對」光度。同樣的概念還有「天與地」、「男與女」、「冷與熱」、「高與低」等，根據這個邏輯理論，古人發現萬物都存在著二元性。這套邏輯被發展成多種思想體系，並且被廣泛地運用在中醫、哲學、風水堪輿、易經、八卦等領域。

陰瑜伽的體式設計中，針對身體經絡的部分，亦運用到此一概念。更詳細的說明，請見本書第三章。

陰瑜伽的代表人物

保羅・葛瑞里（Paul Grilley）

保羅是現今廣為人知的瑜伽解剖學老師和陰瑜伽的開山始祖。他在
1979 年同時開始學習瑜伽和解剖學。保羅在練習八肢瑜伽（ashtanga)
和熱瑜伽（Bikram）一段時間後，在電視上看到道家瑜伽師保羅辛（Paul
Zink）的訪問，發現保羅辛驚人的柔軟度，所以拜其為師學習道家瑜
伽。

1990 年，保羅・葛瑞里向日籍的本山博士（Dr. Hiroshi Motoyama）學
習脈輪和經脈，爾後，他從中將所學的解剖學、道家瑜伽，和經脈理
論融會貫穿形成了陰瑜伽的主軸。

莎拉・鮑爾思（Sarah Powers）

從 1987 年開始教授瑜伽。她是內觀瑜伽（Insight Yoga）的創始人與作
者，將瑜伽、佛教、道教及超個人心理學的所有見解與做法整合為一，
成為啟迪身心靈的途徑。她的瑜伽風格融合活化經絡和器官組織的陰
瑜伽，以及受串聯瑜伽、八肢瑜伽、Iyengar 和氣功影響，並以順位為
基礎的陽瑜伽。莎拉老師認為，活化身體層、能量層與學習如何面對
內在心理模式是同等重要，因為這會幫助我們每個人準備好，深入與
滋養對自我內在本質（覺知的自然狀態）的洞見。

資料來源：Space Yoga

---

❶——靜瑜伽（Restorative Yoga），是受艾式瑜伽發展出的靜態瑜伽，特色是使用大量輔
　　具作為支持，使身心完全放鬆，每個體式停留 8 ～ 20 分鐘。

❷——艾式瑜伽（Iyengar Yoga，又譯為艾揚格瑜伽），創始人為 B.K.S Iyengar，此學派所
　　使用的輔具包括板凳、磚頭、木棍、繩子、椅子、沙袋等，使學員能依個人身體條
　　件在瑜伽動作中深化、適當地放鬆身體，減低體能上的消耗，並使呼吸道暢通，加
　　速身體修復能力。

為什麼要練習正念陰瑜伽？

● 陰瑜伽適合瑜伽初學者、修行者，以及生活壓力大的現代人

相較於其他類型的瑜伽，陰瑜伽的主要特色在於停留的時間較久，每個體式約停留三～五分鐘。這個停留的時間，對於初學者或是想深入修習正念的人而言，都是理想的時間範圍（有關「正念」的介紹，請翻閱本書第二章）。

因為瑜伽是以身體為切入點。陰瑜伽的體式，剛好給予了身體動作，成為練習正念呼吸安住和深觀的平臺。也因為停留時間充分，因此不需忙亂於體式的快速轉換和平衡，讓練習者能夠在三～五分鐘內，安住呼吸，並以正念的方式觀察身體、情緒和思緒的變化，進而能通透地觀看到事物的本質（當然，這需要時間和持續地練習）。

對於不論瑜伽或正念的初學者而言，這樣的練習能幫助紛亂忙碌的心緒安定下來，彷彿在忙碌的生活中按下暫停鍵，給予身心一個能安穩、放慢並溫柔善待自己的園地。**當身心以如此溫**

善慈愛的方式被我們照料時，療癒與轉化才有可能發生。

已經有正念練習或佛學基礎的練習者，以這樣的方式練習，也能夠透過對身心變化的覺察而變得細緻敏銳，從內在經驗證得身體或情緒會帶來的不適感或心情低落（苦），沒有一樣感受或思緒是恆常的（無常），身心、人我事物和所有生命間的互依互存（無我），進而知曉生命的意義和解脫之道（涅槃）。

● 陰瑜伽較陽瑜伽溫和

陰瑜伽的練習，相較於陽剛、流動的瑜伽練習，停留的時間相對較久，也較為緩慢，再加上有輔具（瑜伽枕、毛毯與瑜伽磚）的輔助，因而能溫和且有效地練習。

有時在陽剛流動的瑜伽練習，特別是人多的大眾課裡，如果口令速度較快，或者練習者用較為急切的心態去練習時，呼吸會變得急促而跟不上身體的動作，造成練習中像是在趕路般的急促感。

當呼吸急促感發生時，專注力會無法集中，身體也無法放慢下來去細微地感受與覺知，反而變成用一味的努力或意志力勉強身體去做到瑜伽體式。陽剛的練習常被稱為「律動中的靜心」

（moving meditation）的練習，但在能夠有「律動中靜心」的練習品質之前，一定的專注力和身體覺知度 （如同任何技能一樣）是需要時間和規律練習慢慢培養與建立的。

在陰瑜伽的體式中，身體某些部位會有強烈或不是那麼舒服的感受，所以除了體位法之外，另一個重點也是在**練習如何與不那麼舒服的身心感受共處**，而非平常生活中要先身體舒適而後才能放鬆的慣性。

所謂「共處」是指用呼吸覺知陪伴著身心感受的發生，毋須認同，也毋須推開，只是**純然地覺知著所有身心感受的升起與結束；奇妙的是，某種空間或放鬆感會從這樣的覺知品質中發生。**

● 陰瑜伽是陽剛體位法與靜坐的橋樑

「Asana」這個字，在梵文有多重的字義，一是指瑜伽的「體位法」或「體式」，另一個字義是指靜坐的「坐姿」。也就是在練習最終的目的，是要疏通身體內的經脈，而能舒適又安穩地來到「坐姿」靜坐，以準備身心進入攝心、專注、禪定，和三摩地 ❶ 的發生。

靜坐對大部分初學者來說之所以困難，是因為就身體的面向而

言，盤坐時，經脈不通順的地方會產生難耐的疼痛而坐立不安。就心智的面向而言，專注力在沒有受過訓練的情況下，心緒散亂躁動，無法專住於呼吸，當然，躁動的心緒又回過頭來讓身體更為躁動，導致很多人無法持之以恆地靜坐。

陰瑜伽每個體式停留三～五分鐘，停留期間，安住於以正念為主的呼吸與身體覺知。這樣的練習是既基礎又進階的，因為練習者會有覺知和耐心將專注力一次又一次帶回到呼吸上「安住」。然後每三～五分鐘後，更換一個新的動作體式。不論對初學者或有經驗的練習者來說，相較於要一下子一口氣要維持固定端坐的姿勢靜坐一小時，陰瑜伽三～五分鐘的停留時間是容易入門與上手的。

---

❶——三摩地，指專注於眼前的緣境，而進入心不散亂的狀態。

練習正念陰瑜伽的觀念與要訣

加入陽剛練習，達到陰陽調和的效果

陰瑜伽的練習不能只是單一性的，此練習方式還需與較陽剛的瑜伽和其他運動一起交替練習。

當練習者因為長期的練習，而對自己的身體有深入的聆聽、了解與洞見，就能更誠實精準地拿捏當下練習的深度與強度。

練習者在練習的當下會明白：是身體到了當天的邊界而該停止，還是身體條件原本是可以的，但內心的恐懼情緒，預設與過度期望，讓呼吸急促，甚至中斷，因而無法有效地啟動原本俱足的身體條件。

在練習中，覺知呼吸，同時用對自己慈愛的心來練習並感受著身體，因應每個當下身體的狀況選擇練習的深度與強度，而不將身體當作想要達成某種目標和樣子的工具。練習者的「心」因此和「身體」的關係從嚴苛的主僕關係，變成了**平等友善的**

合作關係。

身心在這樣友善又慈愛的合作關係中，也因為沒有要執著於一定做到某種體位法的期待，而能夠帶著幽默感和好奇心，在每個嘗試體位法的呼吸中一一探索身心未知的境域。瑜伽或運動練習因此變成一場美麗的探險旅程，而非像軍事操演般僵化。

● 不求一蹴可幾，
   必須如拼圖般一點一滴累積身心覺知

陰瑜伽在每個停留的體式裡，覺知著呼吸，**陪伴並聆聽與觀察著身體最有感受的部位，沒有介入、沒有評判，也沒有企圖改變，只是純然如實地陪伴。**

這樣的練習方式，會在每次觀察不同的身體部位，而有深刻地了解，這樣的了解會帶來「洞見」。

隨著練習時間增加，練習者慢慢會對自身的各個身體部位有局部且細緻的了解，每次就像拿了一小塊拼圖，雖然只是一小塊形狀不規則的拼圖，上頭的顏色與圖案，乍時也許看不出所以然，但累積多片後，就能夠將各片拼圖間的形狀、圖像和顏色連結起來，變成一幅貫連完整的風景。

一開始，可能只能觀察到肌肉的緊繃或痠痛，但慢慢地，透過持續規律的練習，也許能慢慢察覺到那個身體部位的面積、質地、空間，甚至其中所掖藏的情緒和記憶感受。

隨著練習時間和經驗的累積，慢慢的，**我們對身體和情緒的覺知，能從片段和零碎的理解，建構成較為整體的觀察和覺知。**

● 理解「概念」與「經驗」的落差，不強求「一次到位」

身體、情緒，和思緒，這三者中最為顯著具象的是「身體」，因為可以看得到也摸得到身體的形狀、肌理、**觸感**、溫度等等。

情緒則為次等具象的，大多時候，我們能從體態或一個人的臉部表情肌肉看出一些端倪，有時候也許不那麼明顯，但仍能端詳出一些細節。

而思緒則是這三者中，最不具象，也最難觀察的。瑜伽的練習是以「身體」為切入點，從最具體具象的開始感受和體會。慢慢進入相較不具象的情緒和思緒時，因為能允許身體、情緒和思緒如實升起，而對自己的身心有了進一層較為客觀的觀察與了解。

瑜伽的練習中，有時我們難免對身體有既定的期望和想法，身
體哪些部位在體位法中應該要更深、更開，更柔軟或更強健，
這些期望和想法都是「概念」。

在練習中透過呼吸覺知和感受，對自己的身心有更深一層客觀
的觀察與了解，是「**實際發生的經驗**」。

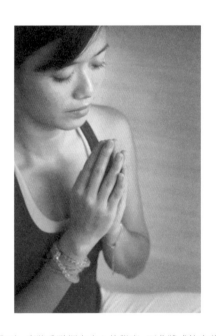

練習瑜伽時，應將重點擺在身心的覺察，而非體式的完美呈現。

「概念」與「經驗」的差別，就像是你與朋友約在咖啡店，朋友明明坐在你面前，但你卻沒有透過與他實際聊天對話的交流去感受和認識他（經驗），卻坐在他面前低頭看著他臉書上的動態發文（概念），試著從那些圖像或文字去認識你的朋友。

在瑜伽的練習中，與其將身體硬要凹進或塞到一個體式的樣子裡（概念），用覺知帶領著身體隨順著呼吸，在每個體式中感受身心，當下（經驗）便能觸及人人原有的內在智慧。

透過正念觀察身體，情緒，和思緒原本如實的樣子，這樣的練習，能夠觸及我們原有的內在智慧。當我們日復一日透過覺知看著身心每天的變化，就能從內在體悟到「持續變化」，即「無常」的生命本質，沒有任何身體狀態，情緒或思緒是恆常的。但也因為正念覺知能深入「無常」的本質，而觸及到「永恆」。

◉「身」與「心」共修，創造身心平等的關係

練習者的「心」和「身體」的關係，從嚴苛的主僕關係，變成了**平等友善的合作關係**，我們開始在瑜伽墊上和當下的自己，超越期望和想像，如實地相遇。從呼吸的覺知觀照中，理解身體的現狀和限制，在體位法的動作中，回應對身心的觀察和理解。

與身心平等友善的合作關係，會幫助內心培育出對自己身心的慈與悲。這樣的練習態度讓心變得柔軟、友善，又慈愛。進階的體位法練習，像是金庸小說裡的絕世武功，富有理解與慈悲的正念就像是心法練習般重要。徒有絕世武功而沒有內修心法，是件極危險的事。

● 正確的呼吸方式極為重要

陰瑜伽的呼吸，與其他瑜伽強調的「腹式呼吸」或「胸式呼吸」不同。做腹式呼吸時，可以清楚在肚臍四周看到腹部的起伏，有如氣球在飽脹與洩氣間循環。而胸式呼吸則強調肋籠與肺部在呼吸時的擴張和收縮。

而陰瑜伽則是強調自然呼吸，也就是橫膈膜四周的身軀，從鎖骨到軀幹位置的起伏，吸氣微微地張開，吐氣微微地收縮。不過分地刻意呼吸，而是在適切的範圍內慢慢吸氣、吐氣，並將意念和專注力都安住在呼吸上，以此達成良好的呼吸品質，並將心念帶到眼前的這一刻，進而慢慢發展出覺知，而這就是練習的重點。

Q&A

Q 適合練習陰瑜伽的族群？

A 尋求情緒放鬆或心靈平靜者、容易焦慮緊張失眠者、已固定有陽剛瑜伽練習者、學習靜坐禪修者、瑜伽初學者（但需要更多的瑜伽輔具，如瑜伽磚或瑜伽抱枕）。

Q 什麼時間適合練習陰瑜伽？

A 覺得忙到沒有時間的時候最合適。因為通常這樣的時候，身心已經像陀螺瘋狂打轉，停不下來好一陣子了。即便只做幾個陰瑜伽體式的練習，每個體式依練習的方法停留三～五分鐘，並且安住於正念的心，都能幫助因過於忙碌而失序紛擾的焦躁身心安住和緩下來。

Q 若是想同時練習陽瑜伽和陰瑜伽，時間和順序該怎麼分配為佳？

A 先陰再陽或先陽再陰，兩者皆可，依個人身心狀況，以及對應季節的不同來做選擇。
對於難以靜坐的練習者，先練習陽剛瑜伽較能專注，身體筋脈也會因此變得較通暢和活絡，之後再練習陰瑜伽比較靜得下來。
若是先練習陰瑜伽，之後在陽剛的練習中，便能感受身體筋膜的細微不同，就某種角度而言，身體上會較細緻深入，練習心態能安穩而不急躁。

Q 練習陰瑜伽需要熱身嗎？

A 陰瑜伽的練習中，肌肉應放鬆或僅用最少的肌肉力量停留，所以不需要熱身，但相對瑜伽輔具的應用就更為重要。

Q 陰瑜伽不強調體位法，代表動作正確與否不重要嗎？

A 動作正確和輔具正確的應用能避免不必要的受傷。相較於一般陽剛練習停留的五個呼吸，陰瑜伽三～五分鐘的停留時間是滿久的，想要安全受益的練習，正確的動作更為重要。

Q 陰瑜伽有柔軟結締組織的功能，請問柔軟結締組織有何益處？

A 所謂「結締組織」包含了肌腱、韌帶、軟骨、筋膜。國外許多研究顯示，筋膜交界處和許多中醫的經絡走向吻合，大大小小的人體經絡像是河道般，交織出身體的能量體。
若經絡是河道，那麼「氣」就是流動的河水。經絡暢通，便能使「氣」的流動更穩定順暢，包含了關節處。柔軟結締組織便能增進「氣」的流動。筋膜和結締組織的柔軟對人體長遠的健康有極大的影響。

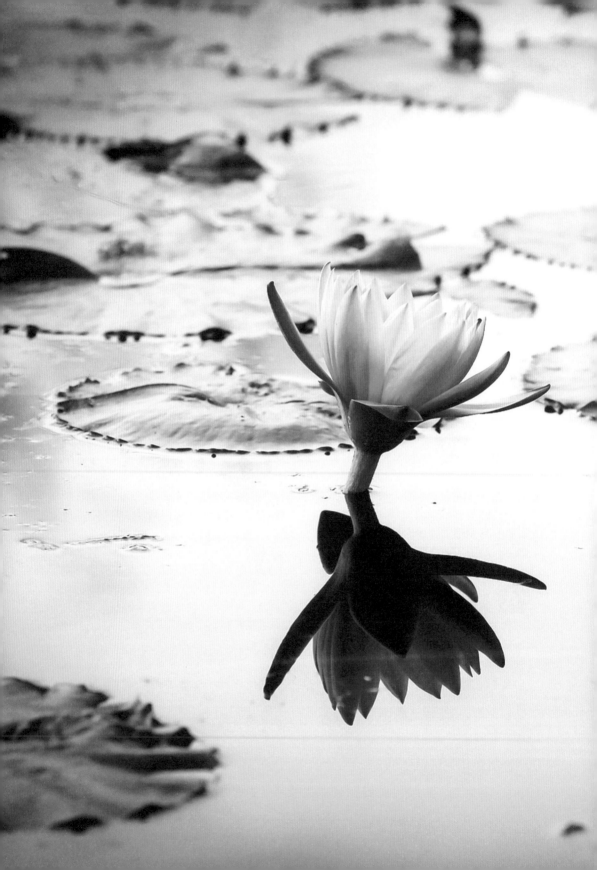

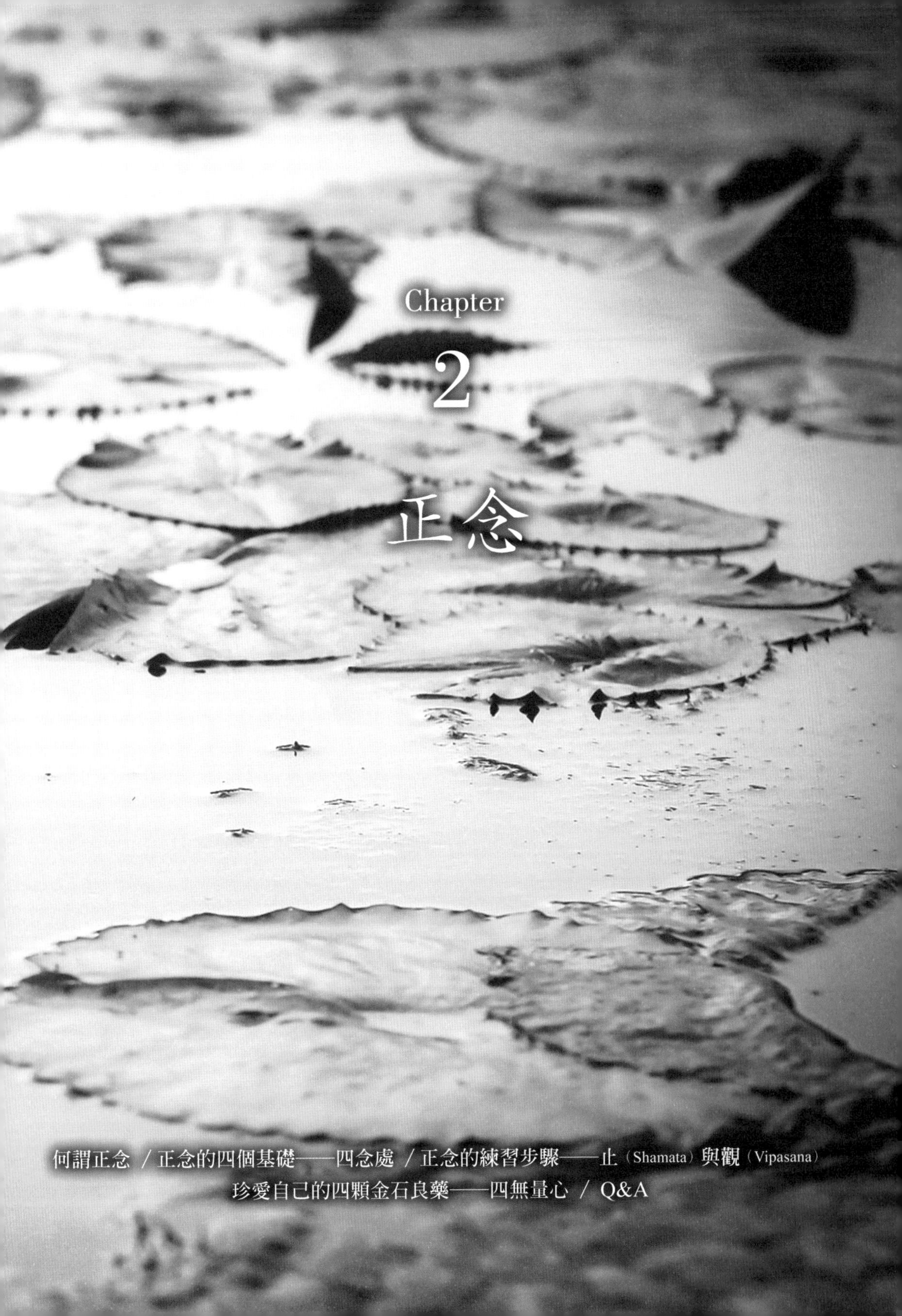

Chapter 2 正念

何謂正念 ／正念的四個基礎——四念處 ／正念的練習步驟——止（Shamata）與觀（Vipasana）
珍愛自己的四顆金石良藥——四無量心 ／ Q&A

何謂正念

正念緣起於佛家智慧，中文音譯為「念」，在巴利語中稱作「sati」，梵文則是「smriti」（憶起、記得）。正念最主要的意思就是要「記得」回到當下，第一件事，也是最能幫助回到當下方式，就是**覺知到呼吸的發生。因為呼吸是無時無刻都在進行的「現在進行式」，所以「回到呼吸」即是「回到當下」。**所謂的回到呼吸，即是指：吸氣的時候，「知道」或「看見」自己正在吸氣，吐氣的時候，「知道」或「看見」自己正在吐氣。

這是第一步，同時也是最困難，但卻至關重要的一步。生活一旦忙碌起來，心念往往會被發生的事件拖著跑，一個事件接著另一個事件，忙著工作、忙著照顧他人、忙著往自己的目標前進……當生活被這些忙碌的事件填滿時，內在的困頓感和空虛感便慢慢浮現，相對地，內心的空間也被壓縮到所剩無幾。

更弔詭的是，當這些感受升起時，你的頭腦會告訴你：你現在可沒有時間去運動或練習瑜伽，因為現在有更重要的工作和目標要先達成。然而，**在你覺得最沒有時間或條件練習瑜伽的時候，就是你最需要瑜伽練習的時候。因為每當有這種困頓感和**

空虛感湧現，我們就好像迷路的孩子般感到困惑、無助、力不從心，而在這樣的景況中還能夠「憶起」回家的路，或是「憶起」在生活種種物質生存條件之外，我們純然真實的本性，這即是正念練習的目的。

● 透過正念培養專注力

正念即是透過呼吸，專注於眼前正在發生的事物。

正念的第一步是**覺知或看到呼吸的發生**。吐氣的時候知道身體正在吐氣，吸氣的時候知道身體正在吸氣。

一開始練習的時候，你或許會需要放下手邊的事務，專心地坐著，或是在瑜伽的體式中**覺知或看到呼吸的發生**。經過正念練習，當專注力能夠從紛擾往外的心緒，一次又一次記得回到呼吸觀察時，專注力就能從練習中培養出來，也就是「時時刻刻」延續的專注力。

頭腦的天性總是習慣回顧過去、計畫未來，在過去和未來之間游移，如同反覆播映著電影般的畫面，不斷分析、臆測、想像、盤算和計畫。不可諱言，這些頭腦的技能在日常生活中是必不可缺的，有了這些能力，我們才能按時起床、如時上班、在學

習和工作上能執行專業、共同合作和創新，也能善盡個人的責任和本分，按時繳交水電帳單和房貸。然而，這些慣性思慮也會挑起許多不安全感、匱乏和恐懼，甚至不合理的擔心，進而發展成紛亂無章的心緒，給身心帶來負擔。

頭腦就像一個令人讚嘆的傑出工具，幫助我們社會化，活出我們理想的人生、實現夢想。但若當我們想要休息或不需要它工作時，它卻還是停不下來，於是，我們成了頭腦的奴隸，受制於它，就好像划槳乘著木舟過河，但上岸後仍把木槳揹在身上爬山一樣。

正念的練習，幫助我們將不停歇的頭腦活動按下「暫停鍵」，**「專注」**於當下此刻眼前的人事物。也許我們手上仍然能夠忙著要做的事，但做的事情會因覺知著呼吸，而富有覺知的品質，我們能夠一邊覺知著呼吸的發生，一邊進行要做的事、說的話、走的路。而我們學習或聆聽的能力，也會因為**專注力**的集中而提升效率。

● 正念與當下

呼吸是「現在正在發生」的事情，無論你走到哪裡，呼吸都跟隨著你，是一個最能夠幫助安住在當下的媒介，因此「來到呼

吸」即是覺知當下。只要能夠「憶起」，便能夠來到呼吸安住。
所謂的當下，就是「現在正在發生」的事情。

心智和腦自然運作的方式，是常重演已經發生的事件，或計畫、
臆測，和幻想著未來。因為這些都是頭腦自然的反射動作，所
以當心念離開自身的呼吸，去想著過去和未來時，無需用更多

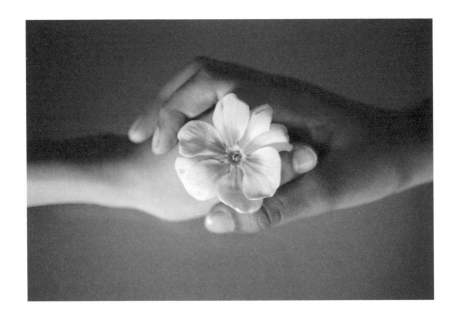

強制的念頭去對抗心念的離開，只要再次將覺知帶回到永遠都正在發生的呼吸上即可。

心智和頭腦想離開當下，不斷想著過去和未來，就有如一個三歲的孩子，無法乖乖坐著吃飯，老是想跑下餐桌玩耍一般。我們必須理解到，這是極為正常且自然的舉動，並且要有愛心和耐心地將孩子引導回餐桌上，而非把孩子嚴厲地毒打一頓後再帶回餐桌上。

有時在練習的路上，難免會覺得：怎麼我還會這樣分心？怎麼練習瑜伽好一段時間了，靜坐還是坐不住？怎麼一點進步都沒有？其實在練習前，先知道與了解一個三歲的孩子會想離開餐桌是「**自然的天性**」，就能夠比較有耐心和愛心地引導他回到餐桌上。也就是不要認為他能安然坐在餐桌安靜地吃完一餐，是「**理所當然應該要發生的事**」。

同樣地，在靜坐中，必須停止寄望頭腦「應該」要能夠安靜才是「好的」或「成功的」靜坐練習。靜坐沒有所謂好或壞的練習，靜坐純然地給予我們時間和空間，停下來看看腦子了裝了哪些人、事件和思緒，透過觀看，我們用呼吸陪伴著自己，也對自己慢慢理解與和解。

當然，要在忙碌的生活裡要能夠「憶起」回到呼吸並非易事，所以它需要練習。本書後面的篇章，提供了可以隨時隨地練習的方法，它不需要瑜伽墊或是特定的教室，這些生活中看似片段又瑣碎的時間，是在瑜伽和靜坐的墊上練習以外，相輔相成的練習方式，**因為練習是唾手可得的，只要能「憶起」，便能覺知到呼吸的發生，也就是來到當下──「現在這一刻」**。

● 正念與內觀

當我們安住在呼吸，「觀看」身體感受、情緒與思緒的發生時，呼吸的覺知就好比站在山上至高的「鳥瞰點」，能夠遼闊地一覽山下和遠方的所有的風景，這些風景就是所有身心靈的發生和組成。**所謂的「觀看」並不是去「想」，也不是刻意觀想某個物件，而是觀察到「正在發生的事情」**。像是科學家般客觀地觀察並記錄實際的發生與結束。

內觀的靜坐不是放空，也不是不想，而是**安住在呼吸上，觀察身心實際的發生**。和一般理智邏輯頭腦的觀察不同點在於，這是一種內觀的方式，像是有個內在的觀察者觀看著一切的發生，與大腦的觀察和分析不同。

● 呼吸與覺知的關係

正念的練習是覺知到呼吸的發生並如實地觀看一切，而最明顯的發生是身體上的（在本書前一章的＜練習正念陰瑜伽的觀念與要訣＞一篇中，已解釋過身體、情緒、思緒三者的關係）。所以在有挑戰性的事件發生時，練習的方式是覺知到呼吸的發生，進而觀察身體上的反應。

「情緒」是由「一連串的身體感受」所組成。在隱忍的時候，雙唇會緊閉，牙根會咬緊；在冷戰的時候，外在肢體顯得僵硬與冷酷，幾乎感受不到呼吸；憤怒時，那漲熱的雙耳和瞪大微凸的眼睛……這些都是最具體的觀察，也是「現在正在發生」的「身體感受」。

當情緒發生的時候，只要記得回到呼吸的覺知，然後以那樣的覺知托著（to hold）一切的發生。這樣的正念練習，能幫助我們和當下正在發生的一切共處。

所謂的「共處」，並不是選擇性地接受或喜歡。就好像有個你不太喜歡的人與你共處在一個房間裡，並不是把那個人趕離房間，但也不是勉強或假裝去喜歡他或擁抱他，就只是純然地知道那個你不太喜歡的人和你正處在同一個空間裡，而那樣不太

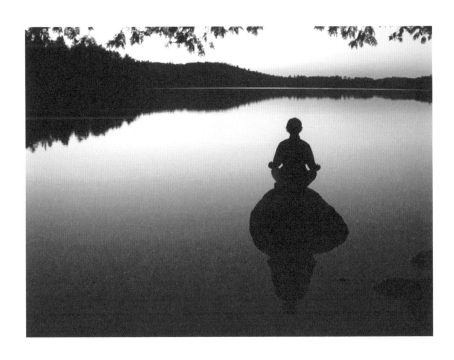

喜歡的情緒，或許會引起胃部有些緊收、牙根有點咬緊，或手
心有些發汗與顫抖的身體感受。

所以透過觀察，你能了解這樣不太喜歡的「情緒」是由「一連
串身體感受」（胃部緊收，牙根咬緊和手心發汗）所組成的。
而每個人對不同的情緒會有不同的身體感受。

藉由觀察身體感受，慢慢地和不熟悉或不擅長的情緒共處，透

過時日認識，進而了解它們。也許因為有機會相處，慢慢地，這些情緒變得不是那麼陌生，也不那麼害怕或討厭。

教學多年以來，我發現了一個有趣的現象：幾乎每年都不約而同地有練習者與我分享，說他們自從練習陰瑜伽後，不再那麼害怕去看牙醫了。

躺在診所的看診椅上，嘴巴必須以不舒適的範圍張大，耳邊盡是刺耳尖銳的機器轉動聲，弄得他們緊張到快無法呼吸，但忽然想起了在教室裡正念練習的方式，就在診間的看診椅上以正念的練習方式呼吸著，而非無意識地以身體自我保護的方式（不自覺握緊拳頭或肌肉緊收），來抵抗感受當時的經驗。

雖然整體而言稱不上是愉悅的經驗，但他們體會到有絕大部分的緊張感，其實是來於自過去對看牙的經驗和想像。而透過覺知著呼吸，觀察到身體不自覺緊收或憋氣時，反而讓恐懼的感覺消融了，讓整個看牙醫的經驗變得不如想像中那麼可怕。

正念的四個基礎——四念處

四念處分別指的是：

❶ 身

身體的發生是最「當下即時」且「具體」的。相較於情緒和思緒，身體通常以痠、痛、熱、脹、癢、麻作為明顯的訊息來與我們溝通，因為這些感受可摸得到確切的部位，甚至感覺得到其面積大小。身體有時也以沉重或輕盈、壓縮或充滿空間來讓我們感知到身體的現狀。

❷ 受

指情緒的感受，包含正向和負面。有時因外在事件而被挑起，有時因為內在的思緒故事累積而起，也可能是單純地身體不適所造成。學習不帶評判或介入地，觀察正向和負面這兩個面向的情緒感受，還有這些感受帶給我們的苦和煩惱。

❸ 心

指的是以不評判的方式去觀察所有情緒和思緒的變化，包括內在的口白或激辯。這些變化有如白雲蒼狗，變幻莫測。任何一個因素的發生或介入，都足以讓一種情緒轉換成另一種情緒。

也可能是好一段時間陷落在某種情緒中不得自拔。

例如在瑜伽練習時，有些體式對某些人來說較為不適，此時便容易在心裡產生：「我何苦要來這裡練習這麼難、這麼令人不舒服的動作？還不如去逛街購物。」等負面想法，然而，到了最後的大休息時，那種不舒服的感受，似乎隨著呼吸的吐納慢慢消融了，並且還會升起一股感謝之情，感謝自己今日的練習。

情緒是瞬息萬變的，透過練習，可以清楚感知這些過程，客觀地看著自己的思維模式，漸漸地，便可以看著這些念頭來來去去而受不影響。藉由觀察「心」的種種變化，讓我們從深處更了解心智運作的方式和天性，進而減少陷入和心智對立的狀態，改以一種饒富興味或富有幽默感的方式看待這一切。

❹ 法

觀察到身、受和心的發生與萬變之後，從觀察的過程體證宇宙萬物是由千萬種物質所組成的（無我），一切物質皆因四周環境和條件因素時時刻刻變化，生命的本質不斷持續地改變（無常），萬物互依互存，而體悟到萬物的空性與生命的本質。這些體悟讓人們從生命的沉睡中甦醒過來。

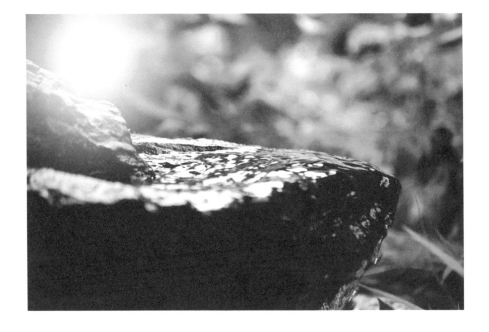

正念練習的步驟──止與觀

止的練習顧名思義是先停止，暫停。像是遙控器的暫停鍵
（PAUSE），按下後，就能讓像脫水機裡超速旋轉的身體和思
緒活動暫停下來。先停下來，才能看清楚實際正在發生的事情。
透過呼吸的覺知來觀看實際現在正在發生的一切，身心才能因
此平靜下來而得到休息。唯有在深度的休息中，身心的療癒才
會發生。

● 步驟一　暫停

在陰瑜珈的體式中，或在任何地方，任何時刻，腦海中想像按
下暫停鍵，或對自己說暫停，然後透過呼吸觀察現在身體和情
緒實際正在發生的一切。

● 步驟二　注意

允許身體和情緒如實（以原本的樣貌）的發生，並且「注意」
到那些發生。如果思緒想離開身體感受轉而編造故事的話，「記
得」將注意力帶回到以「身體感受為基礎的實際發生」，例如：
胸口的緊收感、漲熱的雙耳，或揪緊的胃部。也注意到你對身

體感受的喜歡或不喜歡。如果自我評判發生，也注意或看見自
我評判。

● 步驟三　允許共處

與上一步所「注意」到的一切共處，身體的，情緒的，喜歡，
不喜歡，或任何強烈的情緒。可以想像與這些發生共處一室，
無需勉強的接收或喜歡。只是允許所有的發生能在呼吸覺知的
臨在中共處。

● 步驟四　深觀

以覺知呼吸為基礎，深深地觀察這所有身體、情緒、思緒、好
惡的變化。純然深切的觀察，會引領我們觸及到內在的智慧，
當智慧被觸即時，洞見將隨之升起。

珍愛自己的
四顆金石良藥——四無量心

四無量心的練習，能幫助我們的心變得柔軟，對治人與人關係中的種種煩惱與問題，進而能夠影響生活中各種面向的關係，例如家庭、情感、工作、人際，甚至是與世界的關係。

練習的對象可以從自己開始，然後是你喜歡或深愛的人，再來是對你來說感覺比較中性，無明顯好惡的對象，最後才是不喜歡的人，甚或怨敵。

一般人來說，人都是愛自己的，因此以自己做為柔軟、善心的對象較為容易。但也可以從自己摯愛的對象開始練習，最後再回到自己身上。總之，原則就是從自己覺得較容易的對象開始著手練習。

❶ 慈
最基礎的慈，是一種無所求的「友善之意」。像是一個不為什麼而發生的微笑。慈的品質有非常多種，像是母親對孩子的溫

柔、祖母對孫兒的慈祥和藹、朋友之間的關愛互助與厚道，或
是初見陌生人之間的親切與友善等。

深化慈心的練習，必須來自於對自己的友善與溫柔。若對自己
極為嚴苛，自我批判強烈，外在的親切友善，有可能只是流於
世俗表面的禮節而已。大多數生長於較嚴苛或教條式成長環境
的人，在練習這個部分時，會比較困難一些，這是因為孩童時
代的自己，在某個階段被過分嚴苛地要求或對待，凍結了柔軟
的心。

我們可以從自身開始，觀想那個孩童時代的自己，像對待自己
所生的孩子一般，溫柔友善地擁抱著那個孩子，給他需要的愛。

慈心的培養和練習範圍可從自身開始，延伸到我們愛的人，然
後延伸到所有不認識的人，最後是我們不喜歡、怨恨，或視為
敵人的人。

慈心的培養和練習，可以用靜坐或觀想的方式（本書後附有正
念靜心的引導音檔）；也可以是在日常生活中通勤移動的零瑣
時間。

用零碎時間來練習是很好的，因為現在的人生活太過忙碌，所

以一想到要抽出時間做十五～二十分鐘的練習，一開始難免會覺得困難，因而容易放棄。零碎時間的練習能讓初學者覺得比較輕鬆，而已經有練習基礎的練習者，則可將正念融入到日常生活中。

❷ 悲

悲心即是指「同理心」，如此之心能夠轉化煩惱。「同理心」是如同英文所說的「讓自己站在別人的鞋子裡」（put yourself in other's shoes），意指將自己身置他人的境地著想，而非以一種「我高你低」、「我優你劣」的態度，帶有自我優越感地給予同情。

「同情心」有種「雖然對方很可憐，我很同情他，但這種事絕不會發生在我的世界」的意味。「同理心」是除了設身處地去試想對方的情況，也深深了解如果其他種種的因素與今不同的話，這可能也會是我所經歷的處境。

例如走在街上，偶爾會看到身有殘疾的人在兜售物品，或是衣衫襤褸的乞討者，向他們買東西或是捐贈時，若是覺得：「這些人的景況離我太遙遠了，這些狀況不可能發生在我身上。」如此便是用一種施捨的態度在對待別人；而真正的「悲」心，應是深刻地了解到，今天若是自己身在不同的家庭、有不同的

際遇，其實這些狀況，發生在自己身上也是不無可能，因此油
然生起同理的感受，進而更能關心各種與自己不同的人。

悲心的練習也包括深深地關注、傾聽與陪伴。不急著安慰，不
急著叫對方不要哭，而是以安靜的方式感知對方所正在經歷的
一切身心感受。

❸ 喜

喜是因為心念知足而對當下時刻到深刻地滿足，安詳的喜悅，
而這個喜悅也是為每一個人的。喜同時也是打從心底真心地為
他人感到喜樂。像是母親第一次看到孩子走路的感動和喜悅，
或是真心地為他人的卓越成功或幸福而感到喜悅。

喜的練習，是對治妒忌心的良藥。當我們不能因他人的成功或
幸福真心感到喜樂的時候，是因為我們的內在感到恐慌，或對
於他人的現況感到羨慕，但卻擔憂自己無法成功地成為那個樣
子。在生活中，如果感到妒忌，或擔心自己不夠好時，可以觀
想自己經歷著對方的一切卓越成功或幸福的現狀，然後深觀每
個人都值得擁有生命中的卓越成功與幸福。當這麼觀想的時候，
內在慌亂妒忌的心，就會像一個哭啼不停的小嬰兒被安撫至安
心地睡著。

❹ 捨

捨的意思是無分別心,深深理解所有生命都是平等的。以人的本性,我們可以清楚地看到好惡和分別心。「捨」即是盡量帶著覺知,平等地對待周圍的人。

當然,我們對於喜歡或愛的人總是有偏好,但至少透過練習,可以讓分別心的落差不至於那麼大。

在練習中,如果察覺到好惡心或分別心非常強烈明顯,也要帶著覺知照看這樣的分別與好惡從何升起。要體悟這些,需要從實際具體力行做起。在你能力所及的範圍內,養成捐助物資或善款的習慣,或者投身任何人道義工形式的活動。

因為當我們願意花時間和精神替不認識的人們付出的時候,代表我們的時間和精力,不是自我中心地全都只專注於如何讓自己更成功或更富有。透過這樣的善行,幫助我們從內在去體會「捨」的真正含意。因為光看字面上「無分別心」這四個字,真的太抽象了。透過身體力行後才能從內在實證和體會。

雖然以上我們用慈、悲、喜、捨這四個部分來闡述,但四無量心的練習其實是無法切割開來的。當我們對陌生人練習慈心友善時,在無所求笑容升起的那一刹那,我們必然也同時體會到

喜（因為友善之意所帶來的喜悅）和捨（一切平等）。

例如，當我們以悲心面對正在經歷著情傷的朋友，真心深切地傾聽與陪伴時，我們同時也練習著慈心（友善耐心地陪伴），悲心（同感深受地體會他人）和捨（也憶起只要是人都會經歷的情傷）。

當我們因發現自己的妒忌心，而修習喜心，為他人慶喜時，在記起要修習喜心的同時，對自己內心的恐慌已然起了慈心與悲心，才會記得要像照顧自己的孩子一般，溫柔地安撫恐慌的煩惱心；也憶起你與對方都值得生命中的卓越成功與幸福，而那便是捨的平等心，人人都值得。

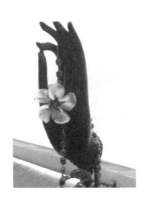

慈、悲、喜、捨，必須透過身體力行才能切實體會。

Q&A

Q 「正念」和「正面思考」有關係嗎？瑜伽如何看待「正面」與「負面」這件事？

A 正面思考是由外而內的控制方式，不論眼前的狀況如何，頭腦用知識和邏輯的方式對自己進行近乎強迫性的洗腦和信心喊話。

有時候，這樣的方式對生活的某些面向來說確實管用，但大多數的時候，過度的正面思考會讓人陷在頭腦的思考與邏輯當中，而與自己真實的身心感受脫離。

正念不同於正面思考，正念靜心是透過呼吸來察覺身心與情緒的升起，但卻不介入這些發生，只是純然的允許，和頭腦保持一個「友善客觀」的距離去觀看。所以正念是「涵括」所有正面和負面的一切，無所不包，無所不容。但奇妙的是，當我們用正念深入一個事件的時候，真正的「正向力量」會由內而外自然而然發生，這即是來自內在的智慧與洞見。

Q 老師提到了「療癒」和「轉化」的概念，如果我的心情常常維持在正面的狀態，身體也沒有很大的病痛，請問還需要「療癒」嗎？還有，所謂的「轉化」是要轉化什麼呢？

A 如果心情真的常常維持在正面的狀態，身體也沒有很大的病痛，請先感謝神或上天的恩典與福佑吧！

至於是否還需要療癒，時間和你內心的智慧，會在對的時間讓你知道。生命的本質就是持續的變化（無常），人生中唯一不變的就是一切的人事物時時刻刻都在改變中，我們永遠無法預知下一刻會發生什麼。

透過瑜伽或任何身心靈的修持，療癒的通常是我們最不熟知或根本不知道的自己，因為那些往往是我們最不喜歡和最害怕看到的。療癒的過程有點像是一個傷口，受傷了，我們不去看它，也沒有用妥善的方法去照顧它，而它持續發炎積膿，甚至感染其他的身體系統，現在透過修行，有了方法和工具，我們將傷口重新切開引流、消毒、包紮，持續換藥，耐心照料，直到粉紅色的新組織和皮膚長出來，也讓整體的身體系統強健。療癒本身的過程就是轉化。

Q 「正念靜心」與「冥想」有何相異之處？

A 正念靜心是透過呼吸來察覺身體的律動、情緒和心念的升起，但卻不介入這些發生，只是純然的允許。所謂的不介入，並非冷眼旁觀，而是和頭腦保持一個「友善客觀」的距離觀看。

冥想則是透過「意念傳送」或「視覺化」的方式進行，例如觀想某人，對他表示感謝或寬諒的心意，或者想像有白色的光從頭頂注入到身體的各處。運用意念

傳送或視覺化的想像，清理並整合身心的震動頻率。所以「正念靜心」與「冥想」的立足點雖不相同，但也常被運用在同一個練習的不同階段當中。

大部分來上課的練習者們，對於靜坐或冥想的期待是要達到平靜或放空的境界。但事實上，平靜無法透過期待和努力靜坐而達成，就像睡覺一樣，睡覺的發生來自於身體藉由躺下自然放鬆，然後從心識進入深層休息的結果。
如果一直努力要睡著，反而會失眠。

「正念靜心」與「冥想」也一樣，不論方法為何，都不是用意志力就可以達成的。所謂的靜坐練習，就是坐下來運用這些靜心或冥想的技巧來看看我們的頭腦裡裝了些什麼東西。如果真的來到了寧靜，祥和和天人合一的狀態，那就像天空出現彩虹一般，只能在當下享受著，卻無法重塑或預期下一次的彩虹何時何地會出現。

Q 除了練習正念陰瑜伽，或利用日常生活零碎時間做內心的練習，還聽過很多類似冥想、回溯等各種療癒方式，怎麼知道哪種療癒方式最適合自己？

A 在你接觸各種療癒方式後，你的心會告訴你哪種方式最適合你。每個階段也許需要的方式不同，但如果療癒在內在發生了，那是種很細微的共鳴，寧靜又不勉強，即便過程中也可能經歷艱辛與痛苦。

Q 老師在「四念處」的「法」部分，提到，當我們體驗到無我、無常，便能「從沉睡的生命中甦醒」過來，這部分好抽象，難道我們平常都不是清醒地活在世界上嗎？為何要「甦醒」？

A 從古至今，世上所有的人，在有了生命之後，一開始，並不知道有一天自己會死亡。直到生命裡有些事件的發生，也許是看到小動物的死亡，或經歷到親友的死亡，這個令人難以接受的事實攤在我們的眼前。

人在沒有任何身心靈的影響或修心之前，大部分的人總是認為死亡是很久以後的事情，等老了再來想，或是假裝死亡這件事不會發生。所以我們害怕死亡，甚是親人的死亡接近時，要陪伴在旁，對大部分的人是極度困難的。所以在所有葬禮的哀悼儀式，我們所流下的眼淚，一部分是為了對方，一部分是為了自己而流，因為眼前的事實，預示了我們也有這麼一天會來臨。

「從沉睡的生命中甦醒」指的是，我們不將生命視為理所當然，一味用人定勝天的想法，奮力地去追求外在的財富、名聲和地位，對於自己這個生命在此生真正想要經歷的人生意義目的、服務和夢想卻放在一邊。

生命的奧妙之處，在於當你去聆聽自己內在的智慧而走上道途，在道途上卓越之時，你的生命因此被賦予了意義與神性，外在的財富名聲和地位是伴隨而來的附屬品。

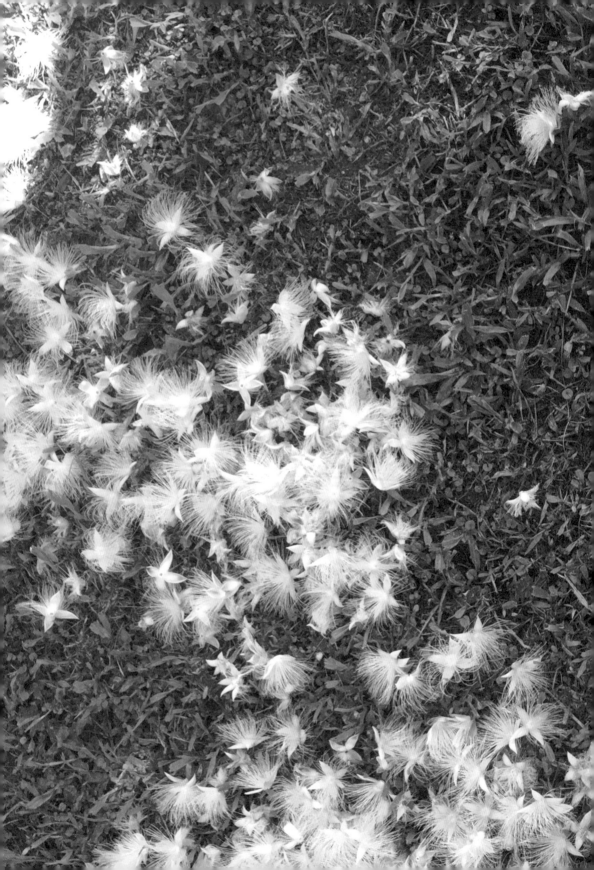

陰瑜伽所運用的
經絡理論

陰陽理論

先前的章節提到，古人發現萬物都存在著二元性，並認為萬物個體都是整體自然的一部分，彼此相生相息。「陰陽」相互對立，又能相互轉化、相互依存。陰陽理論也是道家思想和修煉的軸心，在老子的道德經中常被提及，但早在黃帝內經和春秋時代，就已有典籍提及陰陽理論。

然而，陰陽的概念並非指物質，而是一種邏輯理論，被發展成多種思想體系，並且在傳統中國文化上廣泛地被應用，例如中醫、哲學、風水堪輿等。

「陰陽」是「相對」而非「絕對」的概念。人體的身體、臟器、組織，甚至生理活動的功能，都可相對劃分為陰陽兩類，下一段所提到的「十二經脈」也是依此概念所劃分的，例如：

- 人體背為陽、腹為陰；
- 手為陽，足為陰；
- 外緣為陽，內緣為陰；
- 肚臍以上為陽，肚臍以下為陰；

- 動為陽，靜為陰；
- 氣、力與精神為陽，血、體液與溫度為陰。

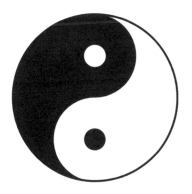

陰陽為「相對」概念，而非「絕對」。

了解經絡，便能知曉並了解每個陰瑜伽體式之所以如此設計的原因，同時若想要疏通特定經絡，亦可選擇最適合的瑜伽體式進行練習。

五臟六腑的表裡關係

當一個生命孕育在母親的子宮內，胎兒臟器形成的順序是腎、肝、心、脾、肺，也就是五臟六腑的「五臟」。

五臟屬陰器官，其主要功能為運化水穀和儲藏精氣。五臟在母體內形成後，六腑隨之形成，然後由內而外繼續長出人體得四肢和百骸（共兩百零六塊骨頭），然後一個完整的胎兒生命體即長成。六腑則屬陽器官，其腑器形狀多為管狀或袋狀，功能主要為消化與排泄。

「六腑」包含了：膽、小腸、三焦、胃、大腸、膀胱，和五臟互為表裡。

六腑中，只有三焦沒有具體對應的臟器，三焦是中醫特有的概念，在西醫解剖系統並沒有類似功能或器官。它是皮下和肌間紋理的「水道」，遍布在人體的胸腔和腹腔，主要負責運行氣血和人體精微物質，包括血液和津液（例如：胃液，汗液、唾液、鼻涕、淚液、腸液、尿液，關節腔液、胸腹腔液、心包液及腦脊液）。

所謂「三焦」即是上焦、中焦，和下焦：

- 上焦位於橫隔膜以上的心肺區塊，主要功能為將氣血和津液如霧露般宣發至全身。
- 中焦位於橫隔膜以下，肚臍以上的胃脾區塊，主要功能為消化（腐熟食物），並運化水穀精微之氣。
- 下焦位於肚臍以下，腎、膀胱、大小腸的區塊，主要功能為排泄濁物。三焦又與心包經互為表裡，心臟為人體重要的器官，故認為心臟外有一層膜保護心臟，而此膜即稱為心包。因此，心包有保護心臟、使心臟機能正常運轉的功能。

臟腑互為表裡指的是：臟器官屬內為陰，腑器官外為陽，故以臟屬較內在的功能，稱為裡，即「裡面」之意，主要功能為運化水穀和儲藏精氣。腑為較外在的功能，稱為表，即表面的意思，其主要功能為消化與排泄。

臟腑的表裡關係

臟（裡）	腑（表）
肝	膽
心	小腸
脾	胃
肺	大腸
腎	膀胱

十二經脈與五臟五行

● 十二經脈

以上所述的五臟（陰器官）六腑（陽器官）加上心包經，形成所謂的「十二經脈」，是人體運通氣血的主要通路。

其一陰一陽互為表裡，表即是外部；裡即是內部，各個臟腑器官彼此相輔相成，相互轉化。

其互為表裡配對如下：腎膀胱、肝膽、脾胃、心小腸、肺大腸。十二經脈的路線圖就好似人體中的河道，讓氣血能夠運化並輸送全身。如果河道阻塞了，中醫會針灸穴道來帶動經脈的流動以疏通河道，許多穴道和筋膜按摩也有類似的功用。

現在國外有許多研究顯示，筋膜交會之處，和中醫的經脈有許多共通甚至吻合之處。在陰瑜伽中，則是運用地板瑜伽體式，長時間（三～五分鐘）停留來影響經脈疏通氣血和筋膜。

十二經脈名稱是以陰陽的概念命名。人體背為陽、腹為陰；手為陽、足為陰；外緣為陽、內緣為陰。

以此概念，依據經脈分布於人體的位置命名。命名當中，陰又
分為三種：太陰、厥陰、少陰，陽又分為：太陽、少陽、陽明，
在中醫稱之三陰三陽或六經。

手	陰（手內側）	太陰（前）	肺經
		厥陰（中）	心包經
		少陰（後）	心經
	陽（手外側）	陽明（前）	大腸經
		少陽（中）	三焦經
		太陽（後）	小腸經
足	陰（足內側）	太陰（前）	脾經
		厥陰（中）	肝經
		少陰（後）	腎經
	陽（足外側）	陽明（前）	胃經
		少陽（中）	膽經
		太陽（後）	膀胱經

◉ 五臟五行

五行，英文稱做 five elements（五元素）。同樣的術語，在中國與中醫五行指的是金、木、水、火、土這五個元素，但古希臘、埃及和印度所指的五行，則是地、水、風、火、空。

黃帝內經中，將五臟以五行做分類，五行是相生相剋的關係，金生水、水生木、木生火、火生土、土生金，只要其中某一關係出問題，對應的器官就會生病，因此，可透過五色食物來保養。

古人以五行（金、木、水、火、土）之間的生、剋關係來闡釋事物之間的相互聯繫，認為任何事物都不是孤立、靜止的，而是在不斷相生、相剋的運動之中維持著協調平衡。

五臟各自有負責的人體生理系統，對應著五行、味覺、時辰、季節、情緒與適切作息方式。

明代大醫學家張景岳所說：「春應肝而養生，夏應心而養長，長夏應脾而變化，秋應肺而養收，冬應腎而養藏。」接下來的篇章中會有詳盡的解說，瑜伽練習者可在生活與練習中，觀察自己身體狀況，與透過中醫診斷了解體質來應用這些養生資訊，並因應季節來選擇不同陽瑜伽或陰瑜伽的練習。

十二經脈的運行時辰

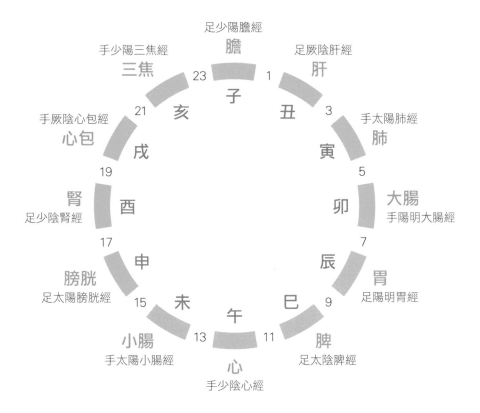

五臟經脈詳述

● 腎經概論

對應季節	冬天
對應五行及顏色	水元素／黑色
對應生理系統	循環系統（泌尿、新陳代謝）
對應器官	耳朵
對應五味	鹹味
對應情緒	恐懼
養生食物	黑色食物：黑豆、黑棗、黑芝麻、黑木耳、海帶、藍莓、核桃等。
養生穴點	湧泉穴
養腎方法	藏

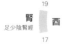

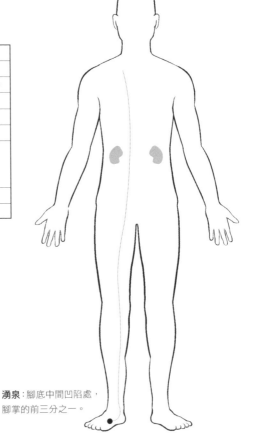

湧泉：腳底中間凹陷處，腳掌的前三分之一。

● 生理功能

在此提到的「腎」，並非單指腎臟的器官，而是廣義涵蓋了腎經脈行經路線當中相關臟器和組織，還有醫學中提到的生殖、泌尿、遺傳、骨骼、骨髓、腦髓、內分泌、腺體（例如：腎上腺和生長激素）。

● 經絡說明

「腎為先天之本」

腎掌管了人體的生長發育，在中醫理論，藉著腎氣及精的作用，「精」是能夠讓生命生長的精微物質，讓人具有懷孕和生育的能力，也是生殖和繁衍後代的基礎，決定胎兒先天遺傳自父母的體質。隨著年齡增長，當腎精慢慢在生命現象減退的時候，就是人體自然衰老的過程表現。

「腎藏精納氣」

腎負責收藏精氣，腎臟宿主真陰及元陽，真陰為人體陰精之聚集，元陽為生命活動的原動力。腎與膀胱互為表裡。腎的氣化功能會將清的部分及濁的部分分開，透過蒸騰氣化作用，清的部分會化為氣，並輸送至肺，重覆水液循環，最後的濁液會輸往膀胱，成為尿液排出體外。人體的呼吸作用表面看似由肺部吸入，卻是由腎來收納清氣，調節呼吸均勻使其通暢。若腎不納氣，會出現呼吸短淺，哮喘或慢性氣喘等症狀。

「腎主骨生髓，其華在髮，開竅於耳」

腎藏精，精生髓，而髓則負責營養及製造骨骼。因此，骨的生長及再生倚賴於腎精的滋養。中醫認為齒亦是骨的一部分，故牙齒疾病有時亦是腎虛的表現之一 。從頭髮的光澤亦可看出腎的健康。《黃帝內經》又提到「腦為髓之海」，所以補腎即補腦，若腎虛太過，也會出現暈眩耳鳴，腦力衰退或記憶力減退的情況。

腎經不平衡的情況有多種現象，陰虛，陽虛或陰陽兩虛，在身體的表現有頭暈耳鳴、腰膝酸軟、頻尿或排尿不暢、牙齒鬆動、大量掉髮、心情煩躁、失眠、水腫、手腳冰冷，月事不調或閉經、不孕等。還需請專業的中醫師把脈診斷，請醫師依體質以上飲食食療做調理。飲食保養，按摩湧泉穴，身體與心念避免過度虛耗勞累，水分補充適宜也不過多，保持排便通暢。

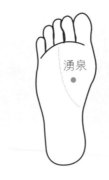

湧泉穴位於腳底中間凹陷處，在足掌的前三分之一。

• 保健方法

養腎的關鍵字是「藏」，在心理上，指的是能夠平衡調整負面情緒，特別是與**恐懼**相關的情緒，讓心念和精神活動不因妄念而過度耗損。

在生理上則是除了一般的勞動和適量的運動，不熬夜，也不過度勞損身體，同時飲食上須避免過鹹和重口味的食物。

相關的陰瑜伽體式

毛毛蟲式（詳見本書 P.121）　　　人面獅身式（詳見本書 P.99）

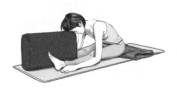
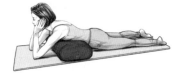

● 肝經概論

對應季節	春天
對應五行及顏色	木元素／綠色
對應生理系統	消化排毒
對應器官	眼睛
對應五味	酸
對應情緒	憤怒
養生食物	葡萄，紅蘿蔔，豬肝，香菇，金針菜，白木耳
養生穴點	太衝穴
養肝方法	疏

足厥陰肝經
肝

丑 3
1

太衝：腳大拇趾和第二指
的趾縫間往上 1 寸。

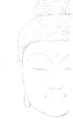

● 生理功能

如同前述的腎經，在此提到的「肝」，並非單指肝臟器官，也廣義涵蓋了肝經行經路線當中的臟器和組織，還有子宮、淋巴、乳房、指甲、血液和體液在體內的輸送功能。

肝臟在西方醫學的功能主要是製造膽汁，由膽囊儲存膽汁後，幫助胃脾分解消化食物，以及代謝血液中的毒素。我們所吃下的脂肪、膽固醇、保健品以及藥物也都仰賴肝的分解和代謝功能。若膽汁分泌失常，則會影響到肝功能，產生黃疸、消化不良等症狀。

● 經絡說明

「肝主疏泄和藏血」

中醫裡，肝臟的角色像是「將軍」，指揮調動氣在全身的運行，通過這個機制，為三焦水道正常運行提供重要的條件。肝最主要的功能是疏泄和藏血：疏通和宣洩人體氣血津液。肝主疏泄功能，同時也依人體活動參與血量的調節，在活動時，將血液送往全身，在靜態休息時，將血液藏於肝臟，像是人體的血庫。中醫理論稱之為氣行則血行。反之，肝經也能收攝血液，防止出血。

「肝主筋，其華在甲，開竅於目」
充分肝血的供應，能滋潤全身筋脈和筋膜。眼睛也與肝有密切
的關連。肝血足，則肢體能行動靈活，指甲呈微粉紅並有光澤，
堅韌不易斷裂，眼睛則炯炯有神。肝血不足，血不養筋時，則
身體容易抽筋，指甲變薄變軟、顏色淡白，視線模糊。

● 保健方法

現代人因為生活轉速快速，工作壓力大而容易引起情緒亢奮，
易怒煩躁，頭痛或胸悶頭暈，這些生理和情緒表徵都是肝經失
衡的表現。

雖然說怒傷肝，但若因為不想傷肝而將憤怒壓抑下來，情緒仍
然沒有獲得疏解，變成生悶氣、內在鬱卒，這即是中醫所說的
「情志不調」，容易會造成肝鬱而影響氣血不通暢（氣滯），
並引起經前症候群（PMS），甚至閉經。肝鬱氣滯還需心念上
的轉變和飲食作息雙管齊下，因為心念轉變而能心情舒暢愉悅，
飲食則需要避免辛辣的食物，飲食清淡且均衡。

如上述，既然肝血充盈在筋脈如此重要，要如何能養肝血呢？
養肝血的方法就是**在肝經運行的時間（凌晨一～三點）要能進
入深度熟睡的狀態**，也就是要十一點以前就寢，才有可能在凌
晨時呈現深度睡眠狀態。

因為此時，肝臟要增生新鮮的血液以茲汰換，並且進行肝臟的排毒。如果此時沒有熟睡而進行其他的活動，大腦和身體其他部位則需要血液才能工作，血液則分布在身體各處而無法回到肝臟藏血，生血及排毒，那麼身體便容易感到疲勞倦怠。簡言之，心念的改變和規律的生活作息，與肝的健康息息相關。

相關的陰瑜伽體式

穿針式（詳見本書 P.101）　　　　　**臥佛扭轉式**（詳見本書 P.106）

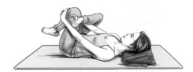
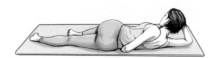

● 脾經概論

對應季節	夏天
對應五行及顏色	火元素／紅色
對應生理系統	循環系統
對應器官	耳朵
對應五味	鹹味
對應情緒	焦慮
養生食物	黃色食物：粳米、糯米、甘薯、薏仁、鯽魚
養生穴點	血海
養脾方法	補

血海：大腿前區，髕底（膝蓋骨）內側端上 2 寸。

膽　　　　肝
三焦　　　子　　丑

心包　　戌　　　　　　　肺

腎　　酉　　　　　　　明　大腸

膀胱　　申　　　　　　辰　胃

　　　　　未　午　　　巳　9

小腸　　　　　心　　　11　脾
　　　　　　　　　　　足太陰脾經

● 生理功能

西醫和中醫指的脾臟不太相同。西醫所指的脾臟位於骨盆腔的左上象限，緊貼於橫膈膜下方，其構造就是一個相當大且布滿血管的淋巴組織，也是免疫細胞的大本營。脾臟內的巨噬細胞能將衰老的紅細胞、血小板和退化的白細胞吞噬消滅，還能吞噬血液中的細菌、原蟲和異物。脾臟的功能很重要，對於機體來講，能夠儲存血液，也能造血，並能產生淋巴細胞和單核細胞。

從中醫的角度來看，「脾」是個抽象功能符號，像是數學的代號一樣，一般指廣義涵蓋現代醫學的胰臟、肝臟、胃、大小腸的這些器官的整體機能：消化、吸收、轉化、輸布及血液凝功能相關。所謂「脾為後天之本」的意思，即是強調脾胃功能正常與否，會影響後天健康的根基。如果飲食適切且均衡，則全身五臟六腑和經絡氣血都會跟著旺盛，人體就能少病而長壽。有趣的是：臨床觀察到的長壽人瑞，大多數他們的脾胃功能和食慾，確實是比那些多病的老人好。

● 經絡說明

「脾主運化、升清、統血」

所謂運化，指的是運輸和轉化水穀精微和血液。水穀精微，是化生氣血的主要物質來源。脾負責掌管食物的消化、吸收和運

送各種被消化後的食物所產生的「水穀精微」到人體各部位，以及人體內水液的吸收、運送和排瀉（運化水濕）。

另一個功能「升清」，指的是脾氣能將飲食的精微、津液上輸於肺，透過心肺作用化生氣血。這種運化的特點是以上升為主，其主要是精微物質（清），所以稱之「升清」。而胃則主降濁，降濁指胃將消化道內無用的物質往下輸送。透過升清與降濁以達到消化系統內的平衡。

所謂統血，指的是脾在血液的固攝作用，是血液運行調節的功能，確保脈道通利，使血液不溢於脈外，並且通過生血作用，確保血液充盈。如果脾的統血功能失調，就會出現血液溢於脈外，出現各種各樣的出血性病理改變，例如便血、鼻出血、月經血崩等現象。

「脾主肌肉，開竅於口，其華在唇」
脾是氣血生化之源。當食慾佳，飲食適切，血氣充足時，四肢肌肉和身體就會體健，而且唇色會紅潤有光澤、彈性好。脾虛或脾濕時，口唇會淡白無光，或是唇邊四周會略為發黑。

● 保健方法
每天我們都要吃三餐，吃下去的食物，變成了我們身體的一部

分。英文有句話說：you are what you eat.（人如其食），飲食甚至可以反應出一個人的生活健康、身心狀況以及生活環境。

現代人喜好在熱天吃冰品，容易讓濕氣入侵和脾虛，變得更容易中暑。脾虛時，因為脾氣不足而無法有效散布津液，導致口水外流，如果從小到大都會睡覺時流口水，即可能是脾虛，脾氣不足造成。

脾虛時也會怕冷又怕熱，怕熱中暑，是因為天氣太熱、傷津耗氣的結果；而怕冷易感就是虛不固表，身體保衛體表的功能不足所致，還比其他人容易中暑感冒，抵抗力差，所以季節轉換的時候都應該有所調理，更應該健脾補氣。否則隨著年紀的增長，越來越會感受到自己的身體因胃脾根基不良而衰弱且容易犯病。

相關的陰瑜伽體式

龍式
（詳見本書 P.127）

英雄坐姿式
（詳見本書 P.97）

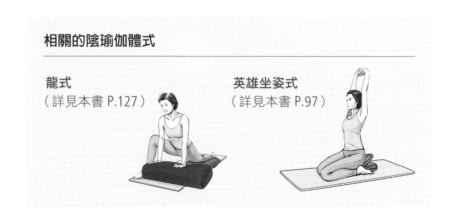

● 心經概論

對應季節	長夏（約陽曆 8、9 月左右）
對應五行及顏色	土元素／黃色
對應生理系統	循環系統，神經系統
對應器官	舌頭
對應五味	苦味
對應情緒	焦慮
養生食物	紅色食物：紅棗、紅豆、枸杞、紅薏仁、紅扁豆
養生穴點	神闕穴
養心方法	養

神闕：腹部中央，肚臍正中央。

膽　　　　　　肝
三焦
　　　　亥　子　丑
心包　戌　　　　　　寅　肺
腎　酉　　　　　　　卯　大腸
膀胱　申　　　　　　辰　胃
　　　未　午　巳
小腸　　13　　11　　脾
　　　　心
　　手少陰心經

● **生理功能**

以西醫來說，心臟生理功能是一個肌肉構成的中空幫浦，幫浦所產生的搏動即是脈搏，心臟與血管相連形成一個密閉的系統，將人體的高含氧血液能夠經由血管送至全身且循環不息，心臟亦算是循環系統的中樞。

● **經絡說明**

「心主血脈」

中醫所說的心主血脈，指的是當心搏動時，血液便會在血管中運行，並輸送至全身。血脈包含了心、血及血管會藉著其共同的作用而聯繫起來，讓氣血流暢地運行於脈中。

心氣則是指心臟搏動的動力，心氣充足的時候，心率及心律搏動也會規律正常，脈象和緩且有力，身體就能得到充足的血液滋潤，面色便會顯得紅潤有光澤。反之，若心氣不足，脈象細弱無力，血液便不能在脈內維持有效的流動及輸送，導致面色蒼白沒有光澤，舌色淡白，並伴隨心悸、心律不整、胸悶、失眠、煩躁等情況。

「心主神明」

除了中西醫在血脈上的共通之處以外，中醫對心的功能涵蓋的範圍更廣泛，認為心臟像君主般，五臟六腑皆遵從其號令，除

了心氣可以推動氣血外，還負責神志的活動，也就是人整體外在精神狀態的表現，包含了：精神、意識、思維，這些思維活動也是西醫所說的中樞神經系統的功能。若心的狀態良好，一個人會神清氣爽，神采奕奕，思緒清明且蘊含智慧。

「心開竅於舌，其華在面」
心的生理功能和氣血的運行狀況，會從面部色澤和舌頭顯露出來。心氣旺盛血脈充盈時，面部紅潤有澤；反之若心氣不足，那麼面色會蒼白也無光澤。舌色淡白時，心氣不足且脈象無力；舌頭尖紅的時候，則可看出心火過旺。

● **保健方法**
與心臟相關的現代病，最常聽到的就是二尖瓣脫垂和低血壓，其症狀好發於中青年的女性，但在中醫裡，這是心氣不足和心臟無力 ❶ 的表現，去西醫求診時未必能檢查出來。

---

❶——心臟無力不同於心臟衰竭。心臟衰竭是心臟無法有效提供循環血液以供應身體養分及新陳代謝上的需求，屬於危急症狀。

適度的休息、規律持續但不過度激烈的三十分鐘有氧運動能幫助心氣充盈和氣血充足。此外，常熱敷肚臍眼（神闕穴）亦會有助於其保健。

相關的陰瑜伽體式

俯臥鱷魚式（詳見本書 P.96）

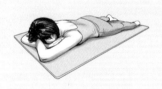

開肩扭轉式（詳見本書 P.122）

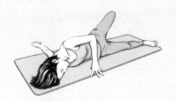

肺經概論

對應季節	秋天
對應五行及顏色	金元素／白色
對應生理系統	呼吸和排泄系統
對應器官	鼻
對應五味	辣味
對應情緒	悲傷
養生食物	白色食物：川貝、水梨、白木耳、白芝麻、百合、蜂蜜等
養生穴點	雲門穴
養肺方法	潤

雲門：手插腰，鎖骨外側端下方有一凹陷，該處再向下走一拇指寬。

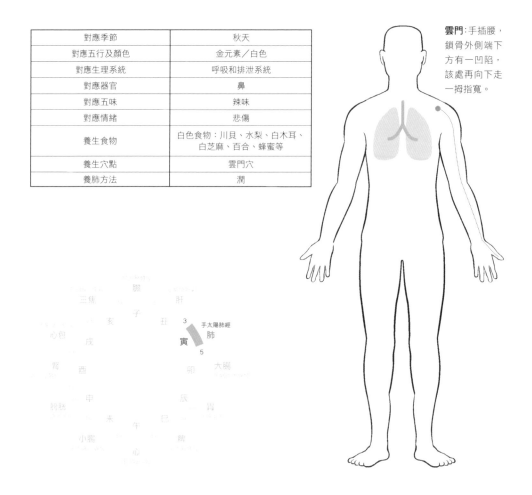

● **生理功能**

西醫指的肺，最主要的功能就是呼吸，呼吸是指機體與外界環境進行氧氣和二氧化碳的氣體交換過程。

● **經絡說明**

「肺主氣」

中醫稱之為肺為氣之本，肺有兩個功能：參與氣的生成，和調節全身氣機的活動以確保氣的運行正常。

「肺主宣肅」

所謂宣是指「宣發」，透過呼吸，肺能向上升發和向外布散，宣發的作用在於排出濁氣，留下清陽之氣，並將津液輸送到身體各處，還有宣發可以保護人體的「衛氣」。衛氣不但能發揮屏障作用，也能幫助調節呼吸以及汗液排出。

「肅」是指「肅降」，也就是向下降通和向內輸布的意思，與宣發作用同樣具有輸布精微和津液的作用，但是不同之處在於，肅降是向內、向下布散。

「肺開竅於鼻，其華在毛」

肺通過宣肅作用，將氣血和津液輸布到皮毛，起滋潤營養作用，

並調節汗孔開合，調節體溫正常和抵抗外邪。肺氣充沛，則皮毛得到溫養而潤澤，汗孔開合正常，體溫適度並不受外邪侵襲。若肺氣虛弱，則皮毛失於溫養而憔悴枯槁，汗孔失於調節而多汗或少汗，體溫失度，外邪易於侵襲。　若肺功能失常日久，則面生痘痘，肌膚乾燥，面容憔悴而蒼白。

● **保健方法**
肺在中醫被稱為「嬌臟」，形容它很嬌嫩，怕燥、怕寒、怕便秘，還怕過度憂傷，是個容易受邪的臟器，所以要小心照顧。

不論口鼻吸入或透過皮膚都會讓肺生病，一般的上呼吸道感染或感冒也都會引起常見的咳嗽症狀，但久咳很傷肺。秋天因為乾燥，所以更容易引起咳嗽，可食用蜂蜜和白木耳作為飲品或甜品來潤肺。

夏天因為冷氣房出入溫差大，常常因此引起風寒，隨身攜帶一條薄圍巾來保護皮膚和頸部，是很好的保健方式。長期且規律著重在呼吸吐納活動也對肺很有幫助，例如瑜伽和太極或者瑜伽的生命能量呼吸法。

相關的陰瑜伽體式

仰躺擴胸式（詳見本書 P.98）　　　扭轉嬰兒式（詳見本書 P.118）

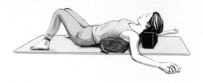
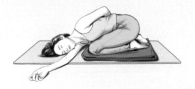

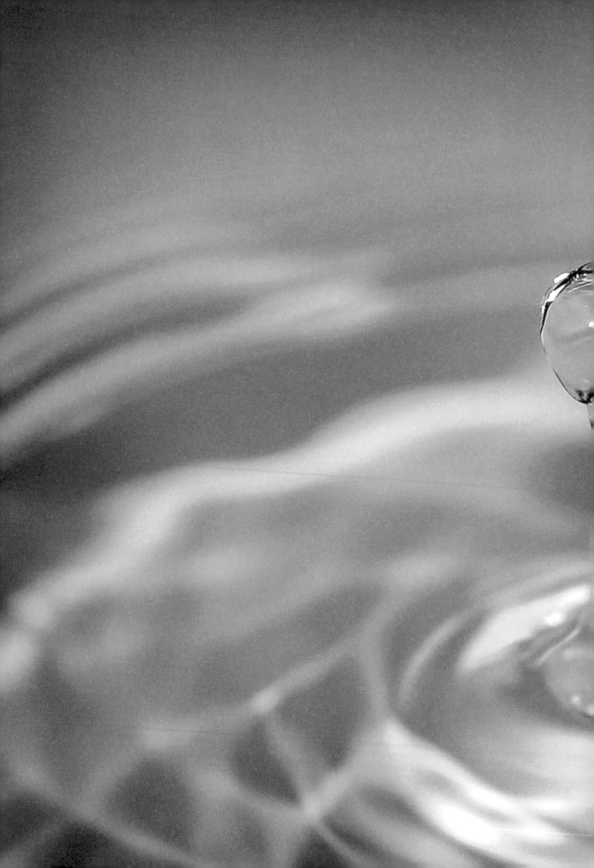

四大練習序列

序列練習重點

● 輔具的重要性

若想在家練習陰瑜伽，請準備毛毯和瑜伽枕。**如果沒有瑜伽枕，請用兩到三個較堅實的枕頭作為替代，毛毯則可用大毛巾替代。**

進入體式後，身體會慢慢鬆開。然而，這過程有如將固體的巧克力溶成液態一樣，如果直接將巧克力塊硬生生地丟到鍋中加熱，巧克力塊不但溶解不了，還會將鍋底燒焦。理想的方式，是以隔水加熱的方式，將巧克力塊溶開。毛毯、瑜伽枕和瑜伽磚的作用，就像是隔水加熱，能夠保護身體不受傷，因此對練習來說相當重要。

一般人都以為瑜伽一定要進行一～一個半小時左右，但若是居家練習，其實無須拘泥於時間的長短，只要當身心覺得需要的時候，便可從序列中選出適合自己身體狀況的動作，做一個十五～二十分鐘的自我練習。若沒有時間完成整個序列練習也沒有關係。**重點應擺在練習後，去留心並觀察身心的感受，**當自己真正感受到瑜伽練習是在滋養身心的時候，便能夠慢慢在

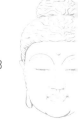

忙碌的生活中，安排和規畫更多的練習時間，養成練習的習慣。

● 過程中太過不適，可選擇替代動作

做陰瑜伽時，身體會有緊、酸、麻等輕微不適感是正常的，但不能是強烈的刺痛感。練習時應留心觀察身體的變化，當身體可能隨著時間變長而變得劇烈或難耐時，就不要再勉強停留，要從瑜伽體式出來，伸展一下，再重新回到動作中。如果才進入瑜伽體式一下子就難耐，代表那個體式對目前的身體不合適，可以選擇較簡易的替代式。

● 利用計時器計時，避免停留過短或過久

建議用計時器計時三～五分鐘，才不會因停留過久而受傷。如果身體過於疲勞，練習者有可能會在體式停留中睡著，所以計時相對重要；計時的另一個功能，就是鼓勵自己耐心地在體式內停留，較不會因為沒耐心而提前離開體式，如此一來可在無形中培養定力，以及對自己身體的耐心和寬容。

｜ **慈序列** ｜ 序列綜覽 ｜

體位對應經絡：腎、膀胱、心肺

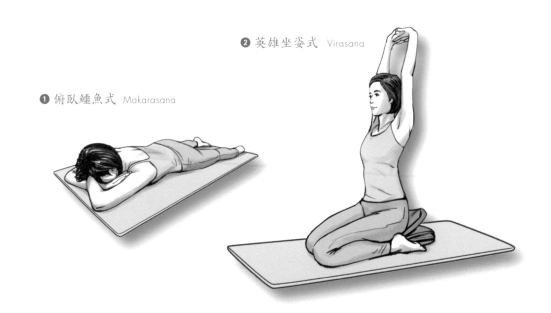

❷ 英雄坐姿式　Virasana

❶ 俯臥鱷魚式　Makarasana

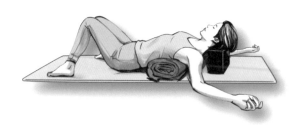

❸ 仰躺擴胸式　Recline chest opening

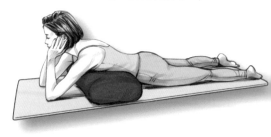

❹ 人面獅身式　Sphinx

正念練習重點：1. 呼吸：吐氣四秒，吸氣四秒

2. 專注力：放肚臍四周，感受呼吸的發生

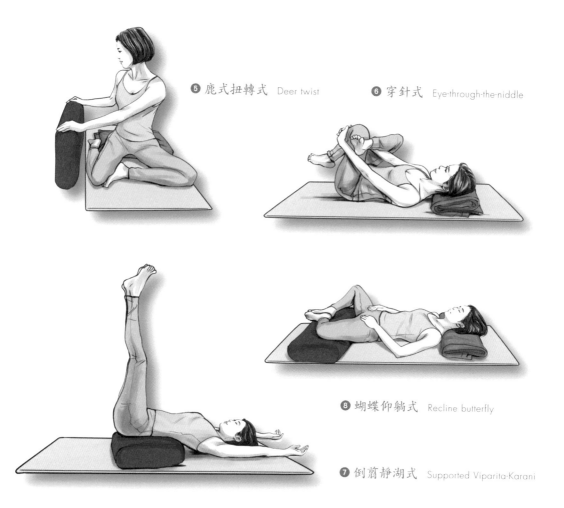

❺ 鹿式扭轉式　Deer twist

❻ 穿針式　Eye-through-the-niddle

❽ 蝴蝶仰躺式　Recline butterfly

❼ 倒箭靜湖式　Supported Viparita-Karani

| **慈序列** | 動作詳解 |

❶ 俯臥鱷魚式 Makarasana

對應經絡：心肺

進入體式步驟：

1. 面地趴下，左手掌放在右肩上，右手掌放在左肩。
2. 雙手前手臂交叉，額頭點在前手臂上。
3. 雙腳伸直往後放鬆，雙膝著地。
4. 從肋骨到鼠蹊感覺寬闊放鬆。

停留時間：3 到 5 分鐘（初學者可 1.5 至 3 分鐘）

正念練習重點：注意力放在肚臍四周，感覺吸氣時，
　　　　　　　　腹部微漲，吐氣時腹部微微收縮。

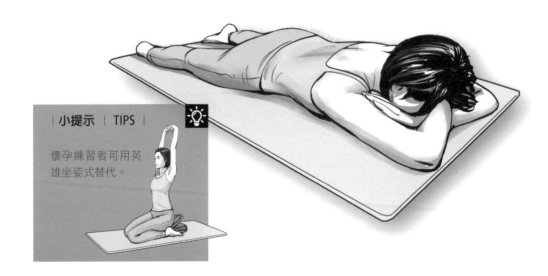

| 小提示 | TIPS |

懷孕練習者可用英
雄坐姿式替代。

❷ 英雄坐姿式 Virasana
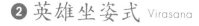

對應經絡：胃脾、心肺

進入體式步驟：
1. 雙膝跪地，將毛毯放置於臀部即將坐下的位置。
2. 用雙手大拇指將小腿肉往腳跟方向撥順，
　臀部坐在毛毯上。
3. 確認膝蓋和腳踝無過度壓迫及疼痛感，
　若有的話，將磚塊放在毛毯下方後，再坐回毛毯。
4. 雙手十指互扣，高舉過頭，肩膀遠離耳朵。
停留時間：3 到 5 分鐘（初學者可 1.5 至 3 分鐘）
正念練習重點：將意念專注在呼吸上數息，
　　　　　　　　吐氣四秒，吸氣四秒。

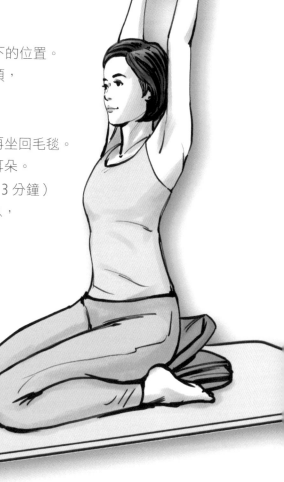

| 小提示 | TIPS |

懷孕七個月以上練習者應避
免此動作。

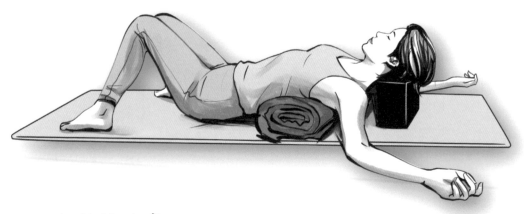

❸ 仰躺擴胸式 Recline chest opening

對應經絡：心肺、腎膀胱

進入體式步驟：

1. 將毛毯對折捲成圓柱狀，瑜伽磚放旁邊待用。

2. 坐在瑜伽墊上，把捲好的圓柱毛毯放在上背部肩胛骨後方，躺下到圓柱毛毯上。

3. 後腦勺放在瑜伽磚上，磚的高度要讓下巴平行地面。

4. 兩腳掌踩地，雙膝併攏。

5. 如圖保持雙膝併攏，然後兩腳掌走到瑜伽墊兩側邊緣。

停留時間：3 到 5 分鐘 （初學者可 1.5 到 3 分鐘）

正念練習重點：專注觀察呼吸在前胸後背呼吸起來的感覺
　　　　　　　　（是否有哪些地方通暢，哪些地方悶悶的？）

❹ 人面獅身式 Sphinx

對應經絡：腎膀胱

進入體式步驟：

1. 面地趴下，瑜伽枕橫放在肋骨下，肚臍貼地。
2. 手肘放地面，雙手拖著下巴。
3. 下巴微微往前延伸，肩膀放鬆遠離耳朵。
4. 雙膝放鬆於地面上，雙腿放鬆不施力。

停留時間：3 到 5 分鐘（初學者可 1.5 到 3 分鐘）

正念練習重點：專注觀察腰部因體式而有的暫時性壓迫感。

|小提示 | TIPS |

懷孕練習者應避免此動作。

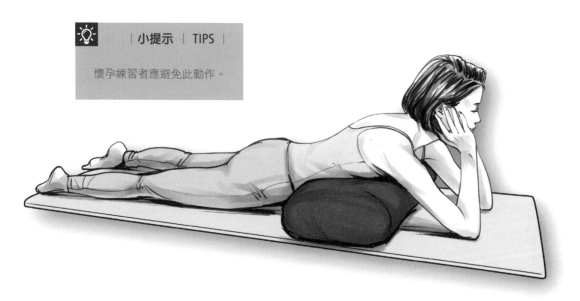

❺ 鹿式扭轉 Deer twist

對應經絡：肝膽

進入體式步驟：
1. 坐在摺疊好的毛毯上，臀部坐骨左右撥開。
2. 將右腿曲，右腳掌貼著左腿內側放。
3. 然後將左腿曲，把左腳掌收到瑜伽墊內。
4. 拿起瑜伽枕托在雙手上。
5. 吐氣後，從肚臍下方往左後方扭轉，
　　直到身體自然停止。
6. 將瑜伽枕放在地上，雙手放鬆在枕上。
7. 下巴微收，兩個肩膀盡量同水平高度，
　　頸部兩側延長。
8. 做完後，換另一邊。

停留時間：3 到 5 分鐘
　　　　　　（初學者可 1.5 到 3 分鐘）

正念練習重點：注意力放在
　　　　　　　觀察身體最有感覺的地方。

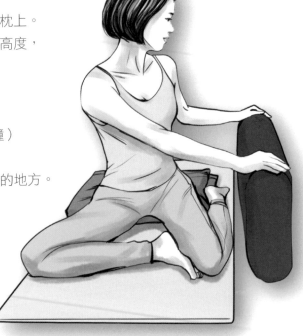

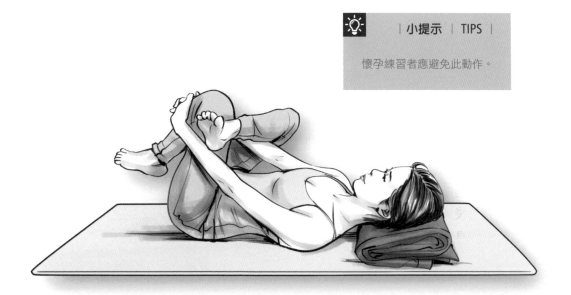

│ 小提示 │ TIPS │

懷孕練習者應避免此動作。

❻ 穿針式 Eye-through-the-niddle

對應經絡：肝膽

進入體式步驟：
1. 面向天空仰躺在瑜伽墊上，毛毯墊在頭下。
2. 雙腳踩地後，將右腳踝放到左大腿上。
3. 右手穿過腿中間的洞，雙手抱到左大腿後方或小腿前方。
4. 若抱不到腿，可左腳踩地，維持右腳踝放在左大腿上。
5. 做完後，換另一邊。

停留時間：3 到 5 分鐘（初學者可 1.5 到 3 分鐘）

正念練習重點：透過呼吸觀察髖部外側的變化。

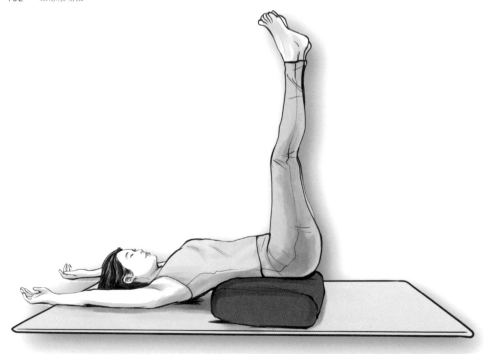

❼ 倒翦静湖式 Supported Viparita-Karani

對應經絡：腎膀胱、心肺

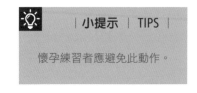

進入體式步驟：

1. 面向天空仰躺在瑜伽墊上，瑜伽枕放旁邊待用。

2. 雙腳曲膝，腳掌踩地。

3. 吐氣時，將臀部抬離地面，拿起瑜伽枕橫放在薦骨下，
   枕頭的高度可依腰部現況調整。

4. 肩膀往後旋開，胳肢窩前側展開。

5. 雙腿抬起與地面成 90 度，停留中需要休息，
   可將腿放下，兩三個呼吸後再回到動作。

6. 如果抬腿後，呼吸會困難，可將瑜伽枕換成毛毯。

停留時間：3 到 5 分鐘（初學者可 1.5 到 3 分鐘）

正念練習重點：感受身體從進入動作到離開時，內在感覺的細微變化。

❽ 蝴蝶仰躺式 Recline butterfly

對應經絡：肝膽、腎膀胱

進入體式步驟：

1. 雙腳踩地，面向天空仰躺在瑜伽墊上，將毛毯摺好當成枕頭，將頭部墊高。
2. 把瑜伽枕放在大腿下，腳心對腳心，雙腿打開。
3. 大腿外側要觸碰到瑜伽枕。

停留時間：3 到 5 分鐘（初學者可 1.5 到 3 分鐘）

正念練習重點：將呼吸注意力放在骨盆前側，觀察身體內在空間。

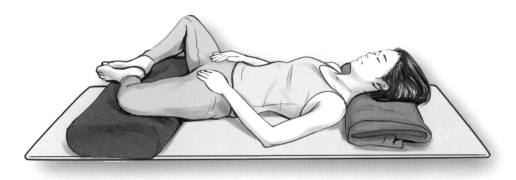

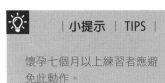

| 小提示 | TIPS |

懷孕七個月以上練習者應避免此動作。

| **悲序列** | 序列綜覽 |

體位對應經絡：肝膽、心肺

❶ 臥佛扭轉式　Sleeping Buddha

❷ 半蜻蜓側身延展式　Side-dragonfly

❸ 鴿式　Pigeon

❹ 坐姿扭轉式　Sitted-twist

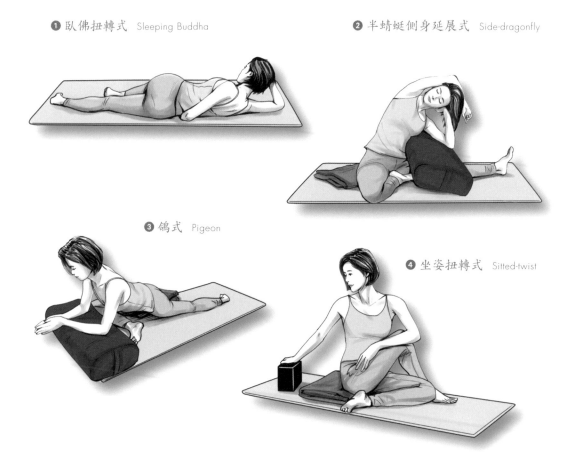

正念練習重點：1. 呼吸：吐氣默念：我正在吐氣，
　　　　　　　　　吸氣心裡默念：我正在吸氣
　　　　　　　2. 專注力：身體最有感覺的部位，透過呼吸觀察變化

❺ 單腳快樂嬰兒式　Single-leg happy baby　　　　　　　　❻ 雙鴿式　Double pigeon

❼ 鷹手鞋帶式　Shoelace Eagle-arm

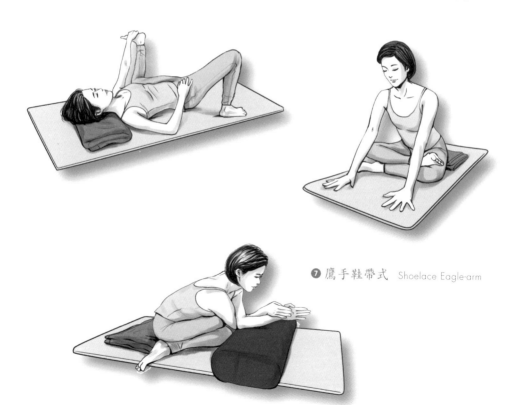

| **悲序列** | 動作詳解 |

❶ 臥佛扭轉式 Sleeping Buddha

對應經絡：肝膽、心肺

進入體式步驟：
1. 將右邊身側如圖側躺，右手掌托著頭。
2. 左腿曲，左膝儘量帶到與左臀同高。
3. 吸氣時左手臂伸直，吐氣時，把左手臂放到背後。
4. 將左手掌壓在右腰下，直到左肩與左胸有感。
5. 做完後，換另一邊。

停留時間：3 到 5 分鐘（初學者可 1.5 到 3 分鐘）

正念練習重點：感知身體的外在形狀，吐氣時知道我正在吐氣，
吸氣時知道我正在吸氣。

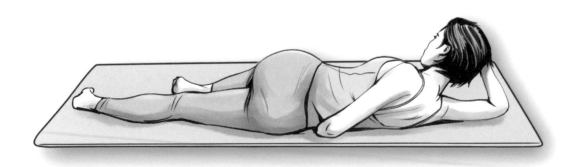

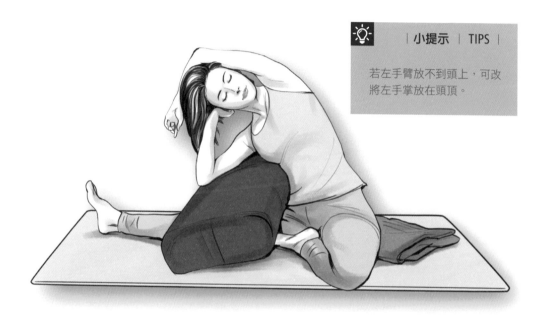

小提示 | TIPS |

若左手臂放不到頭上，可改將左手掌放在頭頂。

❷ 半蜻蜓側身延展式 Side-dragonfly

對應經絡：肝膽、腎膀胱、心肺

進入體式步驟：

1. 坐在摺疊好的毛毯上，臀部坐骨左右撥開。
2. 將左腿曲，右腿伸直，兩腿大於 90 度，小於 120 度。
3. 拿起瑜伽枕橫放在右大腿上（勿放在膝蓋上）。
4. 右手托著頭，左手手肘彎後，手臂放在頭上。
5. 做完後，換另一邊。

停留時間：3 到 5 分鐘（初學者可 1.5 到 3 分鐘）

正念練習重點：找到身體最有感覺的部位，透過呼吸觀察變化。

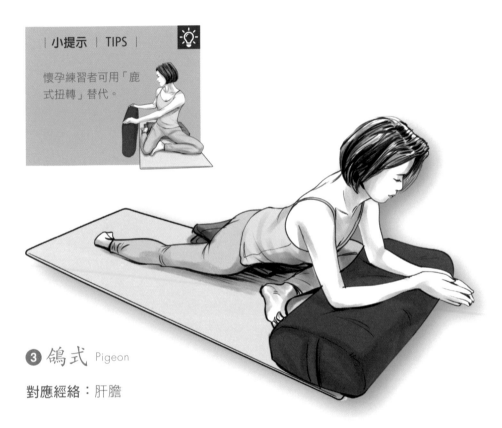

| 小提示 | TIPS |

懷孕練習者可用「鹿式扭轉」替代。

❸ 鴿式 Pigeon

對應經絡：肝膽

進入體式步驟：

1. 左腿曲，左膝在瑜伽墊邊緣，左臀坐骨坐在毛毯上，
2. 右腿往後伸直。
3. 將瑜伽枕橫放在左小腿前，手肘放在枕上支持。
4. 若在動作感受太強烈，可用兩塊瑜伽磚從枕下墊高。
5. 做完後，換另一邊。

停留時間：3 到 5 分鐘（初學者可 1.5 到 3 分鐘）

正念練習重點：感受身體最有空間的地方和呼吸最受限的地方。

❹ 坐姿扭轉式 Sitted-twist

對應經絡：肝膽

進入體式步驟：

1. 右腳曲，左腳跨到右大腿外側。
2. 吸氣的時候，手臂伸直，吐氣時，身體往左側扭轉，右手抱左大腿。
3. 做完後，換另一邊。

停留時間：3 到 5 分鐘（初學者可 1.5 到 3 分鐘）

正念練習重點：專注在整個身軀的呼吸空間。

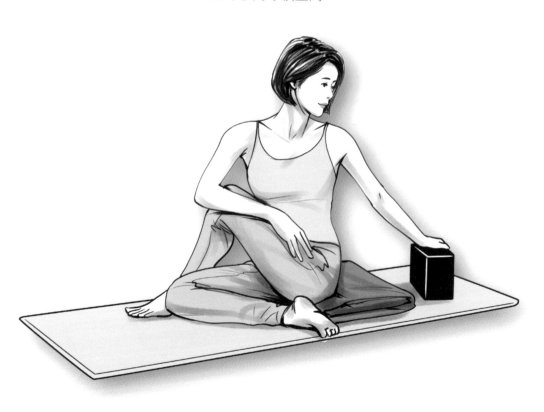

❺ 單腳快樂嬰兒式 Single-leg happy baby

對應經絡：肝膽

進入體式步驟：

1. 面向天空仰躺在瑜伽墊上，毛毯墊在頭下。

2. 如圖左腿曲，右小腿與地面成 90 度。

3. 右手來握到右腳掌足弓內側。

4. 讓右膝儘量著地，若無法著地，可用瑜伽磚或毛毯墊在右腿下方。

5. 左手放鬆在左鼠蹊上。

6. 做完後，換另一邊。

停留時間：3 到 5 分鐘（初學者可 1.5 到 3 分鐘）

正念練習重點：觀察到眉心，人中和嘴唇是否緊張，允許放鬆。

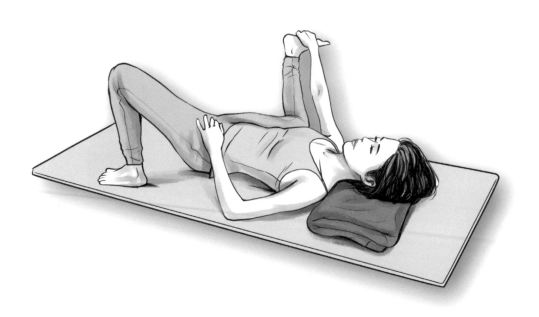

❻ 雙鴿式 Double pigeon

對應經絡：肝膽

進入體式步驟：

1. 坐在折好的毛毯上，將臀部的肉左右撥開讓坐骨距離變寬。
2. 如圖左腿先曲，讓左小腿骨平行前正方瑜伽墊邊緣。
3. 然後右腿曲，將右腳踝放置在左大腿靠近膝蓋處
   （勿直接放在膝關節上）。
4. 右小腿骨也平行正前方瑜伽墊邊緣。
5. 如果完成上述步驟後，右腳膝蓋離地很高，
   用瑜伽磚或折疊大毛巾放在右腿下支持它。
6. 雙手手掌打開，輕推地面，
   將臀部坐骨紮向毛毯。
7. 做完後，換另一邊。

停留時間：3 到 5 分鐘（初學者可 1.5 到 3 分鐘）

正念練習重點：觀察內在情緒的發生與變化。

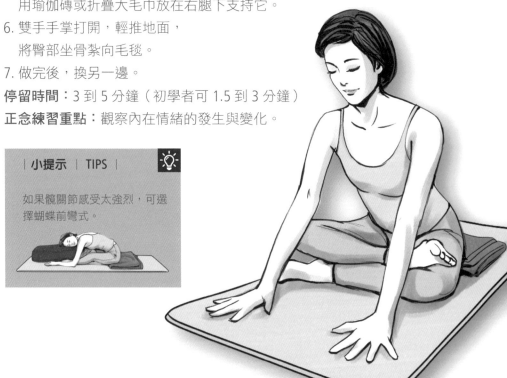

| 小提示 | TIPS |

如果髖關節感受太強烈，可選
擇蝴蝶前彎式。

❼ 鷹手鞋帶式 Shoelace Eagle-arm

對應經絡：肝膽、心肺

進入體式步驟：

1. 坐在摺疊好的毛毯上，臀部坐骨左右撥開。

2. 將左腿曲，左膝放在瑜伽墊中線，左腳跟放在右臀外側。

3. 然後將右腿曲，把右膝疊放在左膝上，右腳在左臀外側。

4. 把瑜伽枕橫放在雙膝前。

5. 兩手臂張開，左手上，右手下，手臂交叉，雙手合掌。

6. 若不能雙手合掌，可以兩手臂交叉，手掌抱肩。

7. 身體前彎後，將手肘放在瑜伽枕上，若枕頭高度不夠，可毛毯或兩個磚墊高。

8. 做完後，換另一邊。

停留時間：3 到 5 分鐘（初學者可 1.5 到 3 分鐘）

正念練習重點：觀察呼吸的長短與深淺。

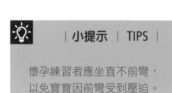

| 小提示 | TIPS |

懷孕練習者應坐直不前彎，
以免寶寶因前彎受到壓迫。

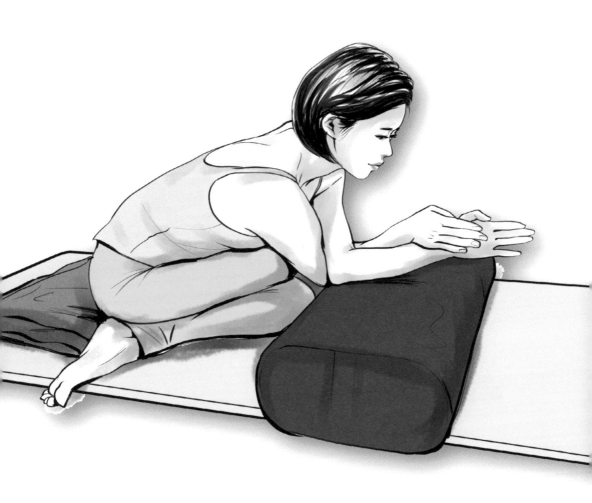

| **喜序列** | 序列綜覽 |

體位對應經絡：肝膽、心肺

❶ 嬰兒式 Child's pose

❷ 橋式 Supported-Setu-Bandha

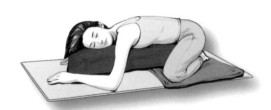

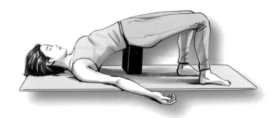

❸ 扭轉嬰兒式 Twisted-child's pose

❹ 夸特狗式 Quarter-dog

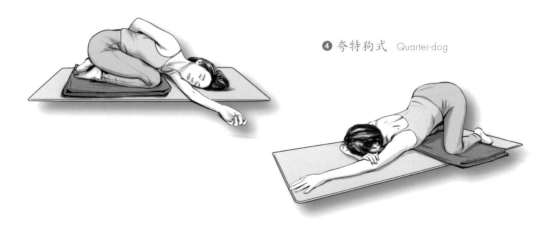

正念練習重點：1. 呼吸：吐氣默念：我正在吐氣，
　　　　　　　　　　吸氣心裡默念：我正在吸氣
　　　　　　　2. 專注力：身體最有感覺的部位，透過呼吸觀察變化

❺ 英雄後彎式　Supta-virasana

❻ 毛毛蟲式　Caterpillar

❼ 開肩扭轉式　Shoulder-opening twist

❽ 舒緩橋式　Supported-bridge

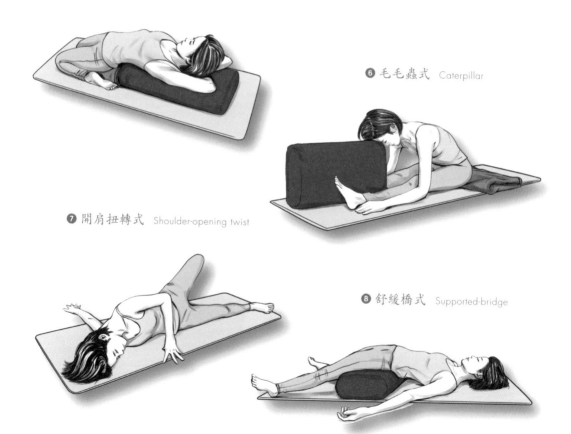

| **喜序列** | 動作詳解 |

① 嬰兒式 Child's pose

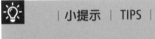

對應經絡：腎膀胱

進入體式步驟：

1. 毛毯攤開與瑜伽墊同寬，跪坐在毛毯上。
2. 雙膝左右打開，兩大腳趾緊臨。
3. 瑜伽枕直放在大腿中間，趴在枕上。
4. 如果臀部很高坐不到腳跟，將瑜伽枕用兩個瑜伽磚墊在枕下墊高。

停留時間：3 到 5 分鐘（初學者可 1.5 到 3 分鐘）

正念練習重點：吐氣時，看到吐氣何時發生與結束，
　　　　　　　　　吸氣時，看到吐氣何時發生與結束。

> | **小提示** | TIPS |
>
> 懷孕練習者要可以練習此體式，但抱枕要避開腹部，避免壓迫寶寶。

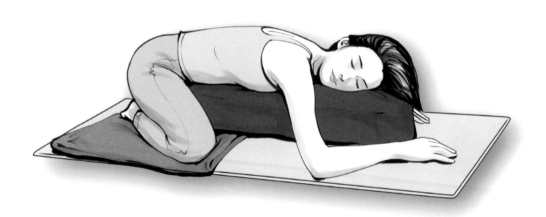

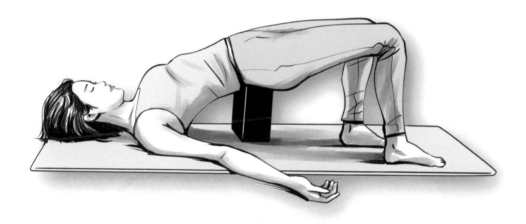

② 橋式 Supported-Setu-Bandha

對應經絡：腎膀胱、心肺

進入體式步驟：

1. 面向天空仰躺在瑜伽墊上，瑜伽磚放旁邊待用。
2. 雙腳曲膝，腳掌踩地，腳掌外側與瑜伽墊平行。
3. 吐氣時，將臀部抬離地面，拿起瑜伽磚放在薦骨下，
   磚的高度可依個人當天腰部現況調整。
4. 肩膀往後旋開，胳肢窩前側展開。

停留時間：3 到 5 分鐘（初學者可 1.5 到 3 分鐘）

正念練習重點：觀看身體裡哪些區塊呼吸能自由流動，
　　　　　　　　哪些區塊呼吸相對較受限。

| 小提示 | TIPS |

懷孕練習者應避免此動作。

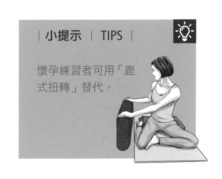

| 小提示 | TIPS |

懷孕練習者可用「鹿式扭轉」替代。

❸ 扭轉嬰兒式 Twisted-child's pose

對應經絡：心肺、腎膀胱

進入體式步驟：

1. 毛毯攤開與瑜伽墊同寬，跪坐在毛毯上，雙腿打開。
2. 右手掌壓地，將左肩靠近右膝放在地上，頭部著地。
3. 右手臂繞過背部來到左背。
4. 如果左肩碰不到地面，用瑜伽枕或毛毯墊在左肩下支持。
5. 如果頭部可著地，但頸部不舒服，用毛毯或毛巾折疊墊在頭部下方。
6. 做完後，換另一邊。

停留時間：3 到 5 分鐘（初學者可 1.5 到 3 分鐘）

正念練習重點：在呼吸受限的地方，有意識地去感覺受限的呼吸像水一樣，
能夠流經身體內小小的縫隙。

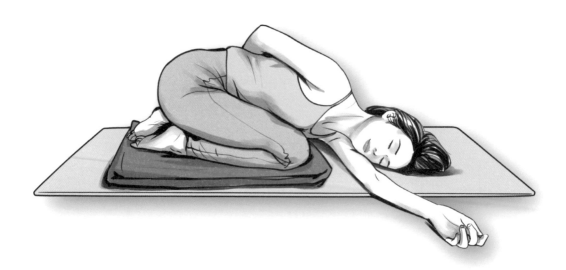

❹ 夸特狗式 Quarter-dog

對應經絡：心肺、腎膀胱

進入體式步驟：

1. 毛毯攤開與瑜伽墊同寬，面地趴下，左手臂伸直，右手掌放在左手肘上。
2. 額頭點在右前手臂。
3. 兩腳膝蓋來到臀部正下方，直到下腰部有感。
4. 若腰部感覺太強烈，將雙膝往前走，可減緩強烈感。
5. 做完後，換另一邊。

停留時間：3 到 5 分鐘（初學者可 1.5 到 3 分鐘）

正念練習重點：觀察到身體肌肉緊抓或緊張的部位
（例如：肩膀和牙齒咬合處），允許這些部位能夠放鬆。

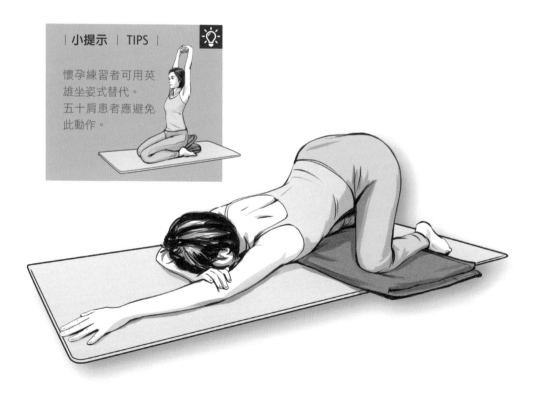

| 小提示 | TIPS |

懷孕練習者可用英
雄坐姿式替代。
五十肩患者應避免
此動作。

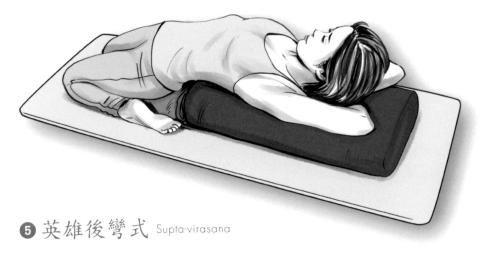

❺ 英雄後彎式 Supta-virasana

對應經絡：胃脾、心肺

進入體式步驟：

1. 膝蓋跪在瑜伽墊上，臀部抬起，將毛毯放在兩腳掌中間。
2. 用雙手大拇指將兩邊小腿肚的肉往腳跟撥順，
   臀部同時順勢坐在毛毯上，確認雙腳掌跟在臀部外側如圖（而非臀部下方），
   若腳背或膝蓋疼痛，加高毛毯高度或坐在瑜伽磚上。
3. 坐下後，先將瑜伽枕放在毛毯後方。
4. 雙手撐地，往後躺在枕頭上。
5. 若躺下後膝蓋會離地，或無法躺到枕頭，
   都要用兩塊磚或一個毛毯從枕下將枕頭高度加高。
6. 躺下安穩後，右手曲，手掌從後方來搭到左肩，左手以相同方式搭到右肩。
7. 若手搭不到肩，就雙手抱肘高舉過頭。

停留時間：3 到 5 分鐘（初學者可 1.5 到 3 分鐘）

正念練習重點：將注意力放在身體最有感覺的部位，
　　　　　　　　　隨著呼吸觀察那個部位的覺受變化。

❻ 毛毛蟲式 Caterpillar

對應經絡：腎膀胱

進入體式步驟：

1. 坐在摺疊好的毛毯上，臀部坐骨左右撥開。
2. 雙腿伸直，可將瑜伽枕放在雙腿上或雙腿中間。
3. 前彎後，額頭點在枕上。
4. 若額頭無法點在枕上，可用磚放在枕頭下墊高。
5. 手臂放鬆彎曲（勿將手臂往前伸直抱住抱枕）。

停留時間：3 到 5 分鐘（初學者可 1.5 到 3 分鐘）

正念練習重點：將呼吸專注力放在從腳底沿著整個臀腿後方
到背部（膀胱經）的感受變化。

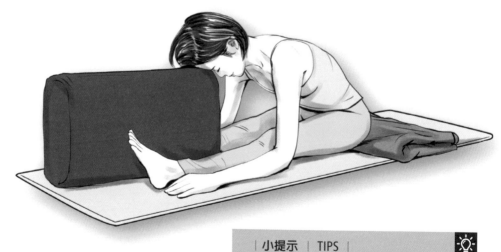

| 小提示 | TIPS |

髂薦關節受傷或坐骨神經痛的練習者，若在前彎時感到疼痛，應避免此動作。懷孕者改用蜻蜓前彎式替代。

❼ 開肩扭轉式 Shoulder-opening twist

對應經絡：胃脾、心肺

進入體式步驟：

1. 面地趴下，左手臂往右側打開，與左肩同高。
2. 吐氣時，右腿曲往後方，右腳掌踩地。
3. 左腿保持伸直。
4. 右手掌推地。若要加深強度，右手可以推地更多。
5. 做完後，換另一邊。

停留時間：3 到 5 分鐘（初學者可 1.5 到 3 分鐘）

正念練習重點：用呼吸陪伴著身體最有感受的部位，
　　　　　　　　　並且覺知到那個部位的變化和情緒及念頭的發生。

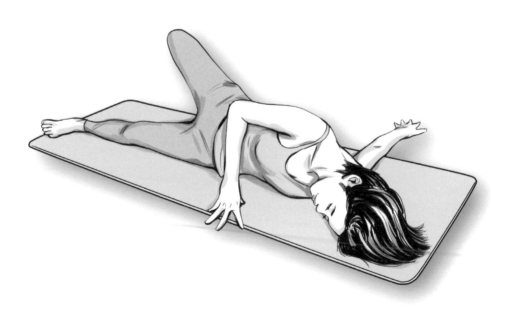

| 小提示 | TIPS |

懷孕者要視肚子胎兒大小斟
酌，若此動作造成呼吸困
難，應避免此動作。

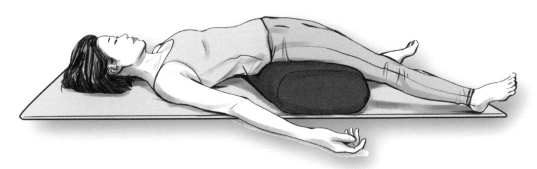

❽ 舒緩橋式 Supported-bridge

對應經絡：腎膀胱、心肺

進入體式步驟：
1. 面向天空仰躺在瑜伽墊上，瑜伽枕放旁邊待用。
2. 雙腳曲膝，腳掌踩地。
3. 吐氣時，將臀部抬離地面，拿起瑜伽枕橫放在薦骨下。
4. 如果腰部後彎感太多，將枕頭往臀部下移可減緩過度後彎感。
5. 如果用瑜伽枕會因為太高讓腰不舒服，可改用毛毯。

停留時間：3 到 5 分鐘（初學者可 1.5 到 3 分鐘）

正念練習重點：呼吸時，感受下腹部、鼠蹊，
　　　　　　　　以及骨盆前側的身體感受和空間。

｜ **捨序列** ｜ 序列綜覽 ｜

體位對應經絡：胃脾、腎膀胱、心肺

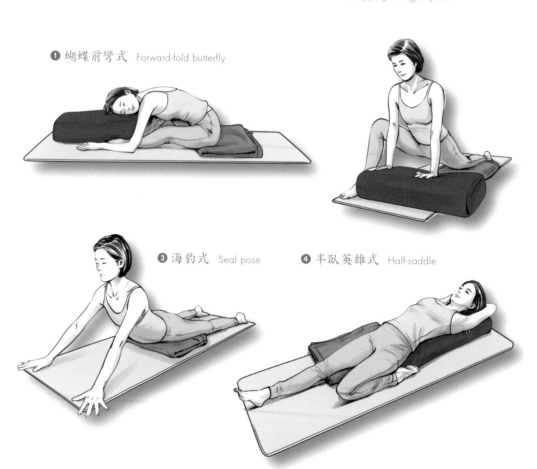

❷ 龍式 Dragon pose

❶ 蝴蝶前彎式 Forward-fold butterfly

❸ 海豹式 Seal pose

❹ 半臥英雄式 Half-saddle

正念練習重點：1. 呼吸：覺知自然呼吸
2. 專注力：安住於呼吸覺知並陪伴身心發生的感受

❺ 躺姿扭轉式　Recline-twist

❻ 蜻蜓前彎式　Forward-fold dragonfly

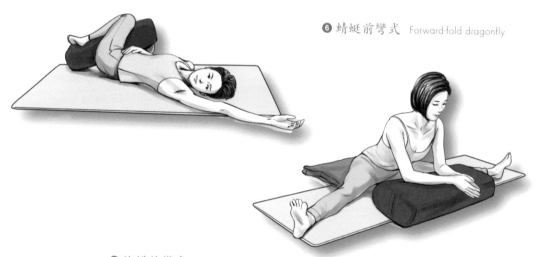

❼ 蝴蝶後彎式　Recline butterfly

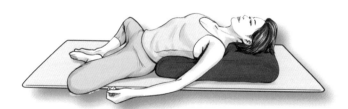

❶ 蝴蝶前彎式 Forward-fold butterfly

對應經絡：腎膀胱、肝膽、胃脾

進入體式步驟：

1. 坐在摺疊好的毛毯上，臀部坐骨左右撥開。
2. 雙腿曲，腳心對腳心，腳跟遠離恥骨約 30 到 40 公分。
3. 瑜伽枕豎直放在腳心上，往前前彎趴在枕頭上。
4. 也可將枕頭立高，額頭點在枕頭上。

停留時間：3 到 5 分鐘（初學者可 1.5 到 3 分鐘）

正念練習重點：允許呼吸自然發生，觀看每個呼吸都是獨特的，
時而長、時而短；時而深、時而淺。

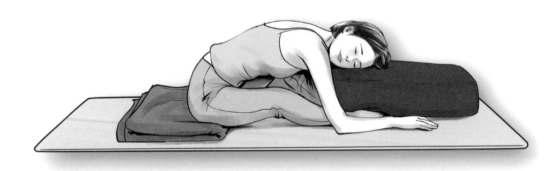

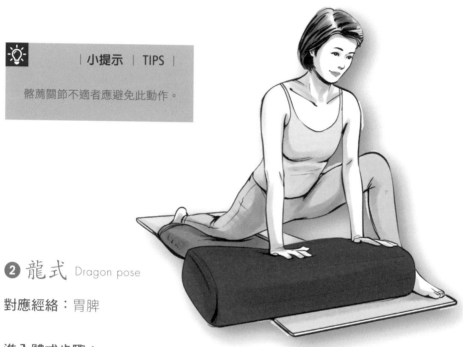

| 小提示 | TIPS |

髖薦關節不適者應避免此動作。

❷ 龍式 Dragon pose

對應經絡：胃脾

進入體式步驟：

1. 將折好的毛毯墊在右膝下。
2. 如圖將左腳放在瑜伽墊邊緣，左膝蓋勿超過左腳踝。
3. 兩手臂伸直放在瑜伽枕上（或可改用瑜伽磚替代）。
4. 吐氣臀部沉向地面，直到感覺右鼠蹊和右大腿前側有感。
5. 肩膀放鬆並遠離耳朵。
6. 若背或腰不適，可將瑜伽枕以瑜伽磚加高。
7. 做完後，換另一邊。

停留時間：3 到 5 分鐘（初學者可 1.5 到 3 分鐘）

正念練習重點：保持肩膀放鬆並遠離耳朵，允許肌肉放鬆，沉向地面。

❸ 海豹式 Seal pose

對應經絡：腎膀胱

進入體式步驟：

1. 毛毯墊在鼠蹊下，腹部貼地趴下。
2. 兩手掌如圖壓在瑜伽墊兩側邊緣。
3. 吐氣手臂伸直，直到下腰部有感。
4. 肩膀放鬆遠離耳朵。
5. 若腰部感覺太強烈，將兩手肘放在地上，可減緩強烈感。

停留時間：3 到 5 分鐘（初學者可 1.5 到 3 分鐘）

正念練習重點：專注在脊柱兩側的呼吸，
　　　　　　　　　吐氣感到放鬆，吸氣感到平靜。

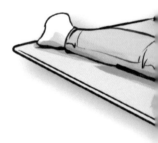

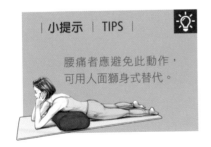

| 小提示 | TIPS |

腰痛者應避免此動作，
可用人面獅身式替代。

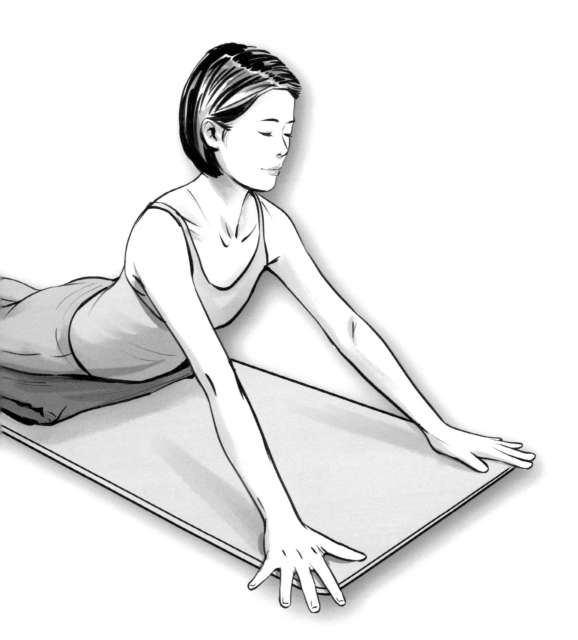

❹ 半臥英雄式 Half-saddle

對應經絡：胃脾、腎膀胱、心肺

進入體式步驟：

1. 毛毯放在瑜伽墊右側，右腿伸直，右臀坐骨坐在毛毯上。
2. 左腿曲，左腳踝來到左臀外側。
3. 左臀抬離地面，用左手將左小腿肚往腳跟方向順壓後，再將左臀坐下。
4. 瑜伽枕放在臀部後方，雙手撐地往後躺下到枕上。
5. 躺下安穩後，左手曲，手掌從後方來搭到右肩，
   右手以相同方式搭到左肩。
6. 若手搭不到肩，就雙手抱肘高舉過頭。
7. 若躺下後膝蓋會離地，或無法躺到枕頭，
   都要用兩塊磚或一個毛毯從枕下墊高。
8. 做完後，換另一邊。

停留時間：3 到 5 分鐘（初學者可 1.5 到 3 分鐘）

正念練習重點：用呼吸陪伴著，從鼠蹊往下到大腿前側（胃經）的感受變化。

| 小提示 | TIPS |

懷孕七個月以上練習者應避免此動作。

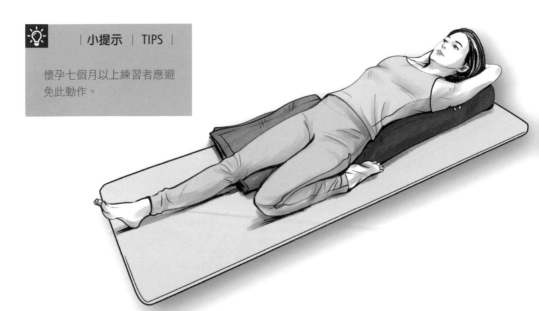

❺ 躺姿扭轉式 Recline-twist

對應經絡：腎膀胱、心肺

進入體式步驟：

1. 臉朝天空仰躺在瑜伽墊上，雙腳踩地，將瑜伽枕夾在雙腿中間。
2. 將右手盡量伸直高舉過頭，放在墊上。
3. 吐氣兩腳夾著瑜伽枕倒向左側地面。
4. 左手放在腹部上。
5. 做完後，換另一邊。

停留時間：3 到 5 分鐘（初學者可 1.5 到 3 分鐘）

正念練習重點：用呼吸陪伴著，從鼠蹊往下到大腿前側（胃經）的感受變化。

| 小提示 | TIPS |

若左大腿碰不到地面，用毛
毯墊在左大腿外側以支持。

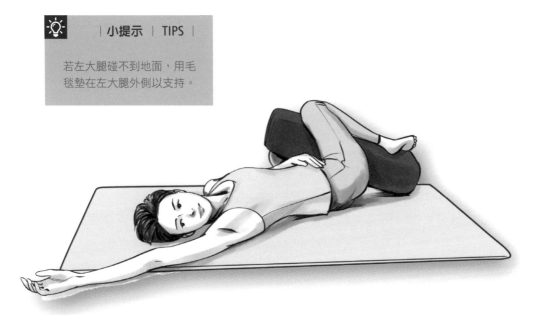

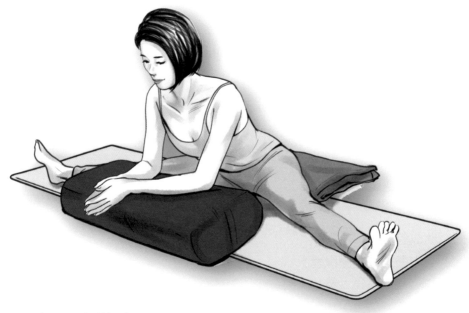

❻ 蜻蜓前彎式 Forward-fold dragonfly

對應經絡：胃脾 肝膽

進入體式步驟：

1. 坐在摺疊好的毛毯上，臀部坐骨左右撥開。
2. 雙腿伸直張開，兩腿大於 90 度。
3. 拿起瑜伽枕橫放雙腿中間。
4. 將手肘放在枕上前彎，若手肘放不到，可將雙臂打直，手掌放在枕上。
5. 若難以坐直，要將臀部下的毛毯再折疊更高。

停留時間：3 到 5 分鐘（初學者可 1.5 到 3 分鐘）

正念練習重點：同時觀察身體、情緒，和思緒的變化，像是天空的雲朵，
　　　　　　　　來了又去，去了又來，並允許所有發生自由來去。

❶ 示範影片　　❷ 正念靜心引導音檔　　❸ 梵唱引導音檔

❼ 蝴蝶後彎式 Recline butterfly

對應經絡：胃脾、肝膽

進入體式步驟：

1. 坐在墊上，雙腳踩地。
2. 腳心碰腳心後，雙腿打開。
3. 拿起瑜伽枕直放在背後。
4. 手撐地往後躺到瑜伽枕。
5. 躺下後，若覺得腰部壓力太大，可以將瑜伽枕用瑜伽磚或毛毯墊高。

停留時間：3 到 5 分鐘（初學者可 1.5 到 3 分鐘）

正念練習重點：透過觀察一切變化，體驗並看見，
　　　　　　　　　這些不斷發生的變化，是生命的本質。

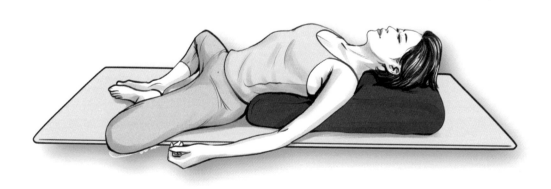

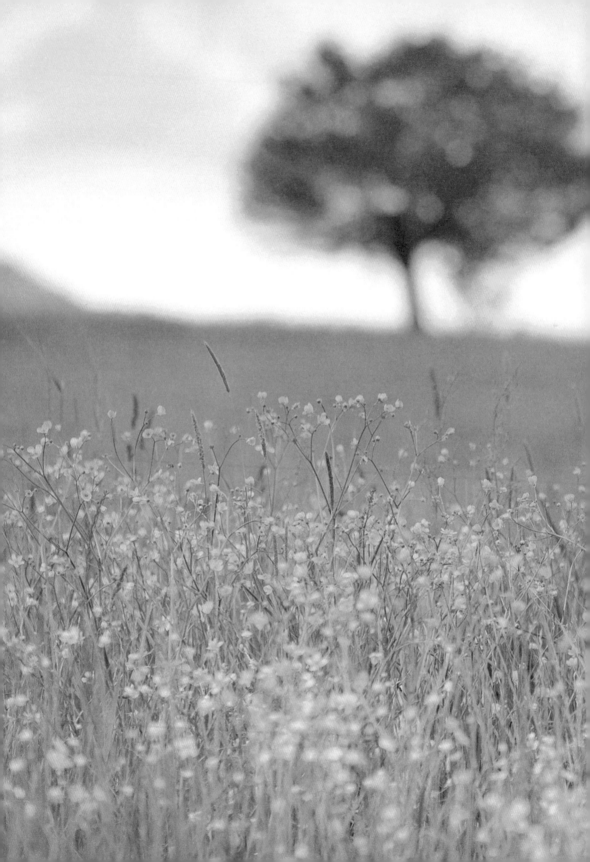

落實正念生活

瑜伽練習與生命的韻律節奏 / 生活中的黃金練習時間 / 自我療癒與轉化之道

瑜伽練習
與生命的韻律節奏

瑜伽的練習學派和種類，在現今有非常多樣的選擇：從主流學派的八肢瑜伽（Ashtanga）、哈達瑜伽（Hatha）、艾式瑜伽（Iyengar）、陰瑜伽（Yin）、靜瑜伽（Restorative），甚至到趨向靜態練習的生命能量呼吸法（Pranayama）和靜坐（meditation）。以上都屬瑜伽練習的範疇，但練習切入的角度和練習本身的強度，都各有不同益處。

如果能將這些不同學派種類的練習，當成像是工具箱內各種不同的工具，來支持和滋養「你」的身體和生活，瑜伽的練習，就是能夠活用，且同時具備「正念」品質的，這與僵化地只用一種方式埋頭苦練有極大的差別。

生命的韻律，就如同一年有春夏秋冬四個季節一般。那麼，身為瑜伽的練習者，要**感受的節氣的變化，善解自己目前的身體現狀，生命狀態和現階段所面臨的生活和工作的情況，進而選擇瑜伽練習的方式和次數。**

比方說，如果本身的工作是屬於要久坐辦公室，進行陽剛動態的練習，能將昏沉的頭腦和筋硬的筋骨喚醒，那麼就可進行動態的練習。但若因為季節性工作的忙碌加班，身心俱疲，可能連到墊子上練習一小時的時間都沒有，也許陰瑜伽或靜瑜伽的練習能讓練習者在瑜伽墊上，透過幾個體式的停留（即便只是十五～三十分鐘的時間），提供身心在忙碌的工作行程和壓力之下，一個喘息和放鬆歸零的避風港。

又譬如，感冒或體力不佳時，陽剛動態的練習會耗散身體復原所需的元氣，（如果只是純粹受寒，也許發汗反而有幫助），但偏向靜態的練習，能儲備體力和氣血，對那樣的身體狀態反倒是較為適切的選擇。

又或者是女性經期來臨時，需要讓**下行氣** ❶ 運作將經血順暢帶出體外，而不適宜做強烈運動或啟動大腿和骨盆底肌肉時，陰瑜伽不需站立的地板動作，以三～五分鐘的長時間停留，即可幫助心緒穩定放鬆，讓下行氣自然運作。

❶ —— 下行氣（apana）是種排出能量的氣，負責人體排泄、月事、射精和分娩等功能。

瑜伽練習的選擇，也會隨著練習者的生命階段改變，譬如成家生子後，也許因為要照顧孩子和家務，也許還要兼顧工作，可能練習的時間和身體的狀態，會因為要為家庭和工作耗費心力而減少，在這樣的情況，能夠交替陽剛和陰柔的瑜伽練習，去感受身心當下的現狀，再依那個時節的身體和家庭狀態分配陰陽練習的比例，身心就能夠得到滋養和支持。而非以單一或一種練習方式，一味地堅持特定某一種練習。

如同我們之前所提及到的：一般人對所謂「瑜伽練習」的想像是，起碼會是一小時左右的課程，但如果是自己在家裡練習，其實無須拘泥於時間的長短，只要當身心覺得需要的時候，做一個十五～二十分鐘的練習，也能算是一個完整的練習。

重點是在於練習後，去感受和觀察身心的反饋。當自己真正感受到瑜伽練習是滋養身心的時候，慢慢能夠在忙碌的生活中，安排和規畫練習的時間就會變多。

這個過程，也是一個自我了解和自我觀察的覺知培養進程。如同「正念」的梵文原意為「憶起」一樣，在繁忙的工作和生活中，能夠按下暫停鍵，「憶起」用瑜伽的方式回到呼吸照顧和滋養身心，這就是正念的生活。

生活中的黃金練習時間

在瑜伽墊上的正念練習，學習如何透過在瑜伽體式的停留中，覺知呼吸和自我身心觀察後，就可以將這些內在練習帶入瑜伽墊以外的生活。

以下列舉了幾種生活日常中必然會遇到的景況，以及可以搭配的練習方式。這些生活中的練習，和瑜伽墊上的練習同等重要。

景況 1：片刻零碎的等待時間
練習方式：慈心祝福心法

所謂「零碎時間」，指的是通常我們會覺得無聊，或是感到不太情願的等待或過渡期間，這段期間可長可短，也無法真的完成什麼重要的事。

例如等一個九十秒的紅綠燈、等待銀行行員叫號、捷運或電梯的共乘，或在咖啡店等待一杯外帶咖啡……這些看似零碎的時

間，拿來練習慈心祝福心法，能幫助心安住，讓你忙而不亂。

心能安住時，如果有不可預測或突發的狀況（像是綠燈時，右轉車差點撞到你，或者你點的咖啡口味做錯了），我們才有內心的能力不太過衝動或暴怒地去反應在事件上，而是有能力「回應」和「處理」這些事件。

因為零碎時間還能「記起」要練習慈心祝福心法，代表正念的覺知已了解為何要練習慈心，並慢慢觀察生活中何時有零瑣的等待時間，在看似零碎的時間中練習，就能常將自己的心念帶回當下，並且在練習過程中安住（感到心安與輕盈或喜悅）。雖然看似只做了慈心的練習，但練習慈心時，在不同的景況，同時也練習了悲、喜、捨的升起。

如果因為某些因素，需要等待得比平常久的話，我們偶爾可以自在放鬆，並且耐心地等待，然而也有些時候，可能一個不小心，略為過久的等待，往往容易讓小小不耐的情緒容易隨之升起。如果不巧當天還有其他事情或因素，讓情緒有更大的起伏，刺激或波動，小小不耐的情緒可能在轉眼間變成連自己都感到訝異或不明白的怒氣。

因為在這樣的等待中，我們一心一意希望能快點輪到自己的號

碼，或是快點拿到咖啡，或快點變綠燈，這樣從 A 點到 B 點的
期待，讓等待的時間變得感覺起來更長、更難耐，而這些時間
通常很短，通常大約介於一分半到五分鐘左右的時間。

在這些看似片刻又零碎的時間練習，幫助身心安住在呼吸上，
並且透過真心的祝福自己和他人讓心念柔和友善。

這些片刻但每天的慈心練習，日積月累，我們的心會慢慢對自
己和他人鬆開且柔軟。雖然這是慈心的練習，但練習的同時也
培養了無分別心。

慈心祝福心法

覺知著呼吸和自己的身體，讓眼睛放鬆地看向四周的人和物體，清楚
地看到周圍的人物組成（四周大約有多少人，他們的性別、年齡等等）
和環境結構（注意到室內或戶外的景物），然後在心裡真心地做慈心
練習祝福：願我身心健康並真正幸福；願他人（眼前所見之人）身心
健康並真正幸福。

景況 2：牙醫時間
練習方式：覺知呼吸和觀察身心反應

看牙這件事，幾乎每年都有練習者和我分享，他們在正念練習後，去看牙的經驗變得不那麼恐怖。他們察覺到，因為之前看牙總是很害怕，光是坐在診療椅上，醫生都還沒來，腦子裡就開始想像等一下會有多痛，然後越想越感到害怕。

有了正念練習後，雖然也還是意識到害怕的感覺，但他們回到呼吸的覺知去觀察身體和思緒的發生反應，在覺察到腦子裡開始播放起等等疼痛的預告片時，他們回到呼吸的覺知，等到醫

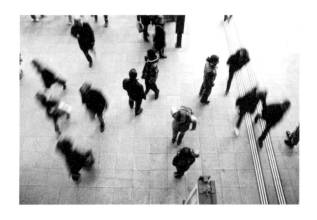

在忙碌的生活中，仍有許多機會和空檔可練習正念覺知。

生來了，真正開始治療牙齒時，僅管機器高轉速尖銳的聲音仍然不悅耳，也讓身體肌肉微微緊收和緊張，但似乎也沒有像之前想像的那麼恐怖。藉由呼吸，他們能夠跟真實發生的實際經驗在一起，也許那經驗也非全然愉悅的，但不是頭腦所「想像」出來的版本。

覺知呼吸和觀察身心反應

覺知身體仰躺的形狀，安住呼吸的發生，讓吸氣放鬆吸但吐氣略長。一邊呼吸，一邊觀察身體和思緒的發生，如果察覺頭腦在播放會很痛或很恐怖的預告片，就再次覺知身體仰躺的形狀和回到讓吸氣放鬆吸但吐氣略長，並透過呼吸觀察「當下實際發生」的治療步驟和身心反應。

景況 3：好友／伴侶交談時間
練習方式：悲心傾聽

在生活中，與我們關愛的好友或伴侶交談時，可能出於想幫忙的好意，急著打斷他們正在說的話，想要給建議，或者根本沒有專心聽他要說什麼，只是在腦子裡一直計畫等一下自己想要說的話。

或是好友和伴侶向我們訴說目前生活中遇到挑戰或艱難的議題，通常我們以擔心或安慰的話語來回應這樣的情況，因為那是我們懂得表達關愛的方式。

可是擔心和安慰的話語，並不能真正撫慰當事人的心。有時候，對方需要的只是有人能夠真切地傾聽他們現在所面臨的困難、痛楚，和糾結。不著邊際的建議和安慰，有時讓當事人感到更糾結兩難，孤立無援或者不被聆聽或看見。

當我們關愛的好友或伴侶願意訴說時，真切並富有覺知的聆聽，這樣聆聽品質的本身，對當事人已然是一種深刻的允許和陪伴；允許對方「以他的方式」表達他想訴說的，也陪伴著他訴說這一切時，經驗著訴說過程中升起的身體、思緒或情緒的反應，感受著他的喜悅或悲傷、困頓與無助。

悲心傾聽

覺知自己身體的當時的姿勢，感受著呼吸在身體裡的發生，用整個身體和呼吸聆聽對方。發現何時你的腹部或胸口緊縮，何時放鬆。如果發現急著想發言或切斷對方話語時，回到呼吸，提醒自己聆聽。

景況 4：下雨時
練習方式：覺知擴張

臺北是個多雨的城市，遇到梅雨季時，人們常會因為雨天交通和行走的不便而感到煩躁或心情沉悶。

在雨天時，可以一邊行走，一邊透過呼吸，覺知著傘下的空間，感知著雨滴打在手上的覺受，也感知著臉部所感受到的微風和空氣中的濕度。注意到踩在地面的步伐。全然覺知著四周環境的發生，並且想著，在高處的雲層之外，陽光仍然照耀，雖然陽光暫時消失，但並不代表它不存在。

像電影鏡頭拉遠般再往更高處走，會看到整個地球，而這個星球只是宇宙中眾多星球之一，而我們在這浩瀚的宇宙中，是個命懸一線，呼吸的奇蹟。當覺知如此擴張時，眉頭漸漸鬆開，身體感也變得輕盈。外在的雨天事實雖然沒有改變，但內在的覺受卻因正念覺知而有了空間和擴張。

自我療癒與轉化之道

● 認識情緒和模式

有了正念的練習，並不代表就沒有情緒，或總是處在優雅平和
的狀態。正念練習主要是在幫助我們更深入認識和了解自己的
情緒，尤其是那些我們不喜歡或不熟悉的情緒感受，還有認識
真實和未知的自己，而不只是想像中所建構出來的自己。

原生家庭、童年經驗，以及過往的生活歷程（包括在學校和社
會的），形塑出我們的情緒模式。這些生活經驗和情緒模式的
建構，讓我們非常習慣並擅長用某些類型的情緒去因應生活中
的許多狀況，相對地，對於別種情緒則非常陌生。

我們習慣的情緒，通常會在生活上帶給我們許多方便，或是讓
我們得到相對應的情感回饋。

例如在人群中的開心果，或是脾氣佳的好好先生、好好小姐，
人緣自然不差，但相對地，這類型的人對於衝突和意見分歧非
常陌生，因為陌生，所以有時不知該如何處理自己的情緒和這

類的情況。又例如，一個單親母親要堅強地撫養孩子長大，對於感受脆弱這樣的情緒是極為陌生的，因為「堅強」是支持她一路走來的方式。

在家人、伴侶，或是親子的親密關係中，也會因為原生家庭的氛圍或成長模式，建構出不同的相處模式，例如：總是以隱忍、鄉愿來換取和平，或總是以冷戰來面對衝突。

孩子長大後，會將這些模式帶入自己的親密關係，或是在步入婚姻後，帶入新的家庭。

在這樣像唱盤不斷重複，近乎強迫性和約制性的模式中，人們無法認識或了解自己的情緒，因為在還沒開始認識的時候，情緒模式的慣性就直接切入到以往應對的模式（例如：隱忍或冷戰），以避開害怕感受的衝突和意見分歧，一直到事件稍微平息為止。

除了情緒模式外，加上我們智能和知識性的學習，頭腦分析事情的方式首先會以「好」、「壞」、「對」、「錯」來評估我們在事件中該作何反應。在這樣的評估和顧及他人感受的衡量之中，自身的真實感受往往會被忽略。

透過正念的練習，首先我們能慢慢對自己情緒有更多觀察，並

且慢慢看出當中的運作模式，同時藉由覺察自己的身心和慈悲心的練習，進而能與我們不熟悉或一接近就害怕的情緒共處。

在共處的過程中，就好似我們和一個陌生人（不熟悉的情緒）一同坐在公園的長凳上，我們不會一看到這個人（一接近就害怕的情緒）就害怕地拔腿就跑。和這個陌生人多次共同坐在公園的長凳上後，他再次出現時，我們能坐在長凳上對他說：「嗨！你又來了。」

正念並不是正向思考。過度的正向思考有可能讓我們強壓下那些自身感受真實的害怕、恐懼、不安、困惑，或是不確定感。

正念練習的其中一個意義，在於它是一個工具，幫助我們去看到和感受自己那些「很人性」，但卻不是那麼容易看到的煩惱：疑惑、不安、糾結、懊悔、羞愧、兩難、拉扯、僥倖，貪婪和嫉妒等等。而真正的療癒與轉化，來自於我們自身有能力和內在容量去「托著」（to hold）這些煩惱且「人性」的升起，包括所有美好光輝的人性，和黑暗醜陋的人性。

● 心靈生活的有機農

陰瑜伽的練習和正念結合，允許我們來到一個時間和空間，透

過呼吸和瑜伽體式跟自己在共處。

在這樣有品質的共處中，透過呼吸和觀看，觸及到那些也許不是那麼舒服或熟悉的身體和情緒感受。

熟悉，舒適又正向的情緒就像蘋果的甜美果肉，我們習慣將不熟悉／不舒適的身體和情緒的感受像果皮般削去丟棄。但有了正念和陰瑜伽作為練習的工具媒介，看似要丟棄的果皮（不熟悉／不舒適的身體和情緒的感受）也能夠透過有系統的練習，轉化成生活中的肥料滋養生命。經歷這個過程，我們也持續地在不設限的情況下，一次又一次地和當下的自己相遇。

● 正念並非萬靈丹

在生活中，我們扮演著許多角色，並且在這些角色中切換和善盡這些角色的職責和義務。

當注意力需要被切割且分散，而我們需要同時照顧各種不同的情況時，「失念」（正念的相反）的情況很容易發生。

也許你有類似以下的經驗：在家裡，爐子上的晚餐在烹煮，孩子要你陪他玩，但你媽媽這時打了室內電話來想跟你說說話，

然後同時手機響起，來電顯示是公司的電話。在短暫的時間裡，同時有多個來源切割專注力，讓我們日復一日像陀螺一樣地打轉。正念的練習，幫助我們將這些快速的生活節奏按下暫停鍵，回到自己的身心與之共處。

正念的練習並不是所有生命難題或挑戰的萬靈丹（Cure-all）。但正念的確能提供像陀螺般轉不停的身心一個安住的地方，幫助我們觸及自己的身心並與之共處。

持久又延續的專注力和耐心，也是正念練習的結果。持久又延續的專注力，在許多佛家更高階的靜心和冥想練習中是練習的基石，同時也在工作和生活中扮演著支持學習力的角色。有了正念和四無量心為基石後，能幫助其他瑜伽或佛學的練習深化與內化。

並不是每一種方法都適合每個人，我們身處在一個多元的世代，有各種不同身心靈練習的方式，資訊和管道。我鼓勵各位讀者嘗試並找尋讓你感到有共鳴和滋養身心的練習方式，能夠為你的生命開啟另一扇窗，並且帶來無限的可能。

梵唱引導音譯

❸
梵唱引導音檔

Tvameva Mata Cha Pita Tvameva,
Tvameva Bandus Cha Sakha Tvameva,
Tvameva Vidhya Dravinam Tvameva,
Tvameva Sarvam Mama Deva Deva.
神性存於我母親之中、神性存於我父親之中；
神性存於我的家人之中、神性存於我的朋友之中；
神性亦是我的智慧與知識、豐盛與財富；
神性是我的一切所有，祂是萬神的神性之母。

本書獻給所有在一起走在這道途上的人們，
曾教導過我的老師們，
化身成家人、朋友、同事和練習者的老師們，
以及存在於我自身之內的老師。

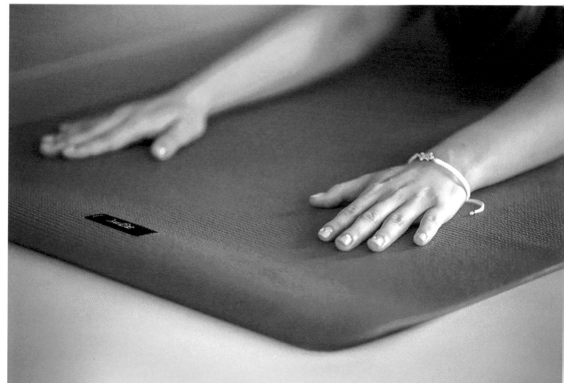

來自英國的 ag◉γ®
live to inspire™

-瑜伽品味首選

-英倫風格設計

-永續環保理念

只給你最好的
JaJaJam®

更多相關資訊

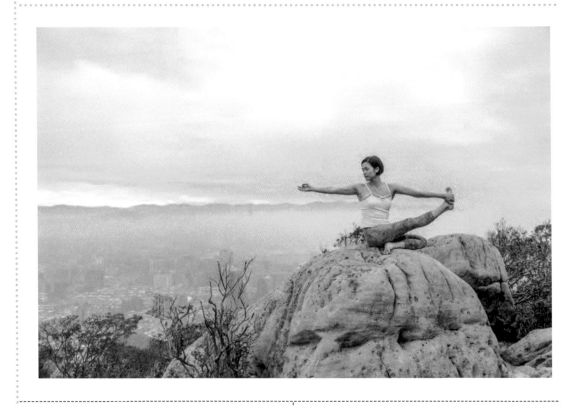

SpacE
YOGA

SpacE
YOGA

$1000

$500

2018 Michelle Chu

單堂瑜珈課程體驗及體驗禮乙份

正念陰瑜珈師資培訓課程優惠券

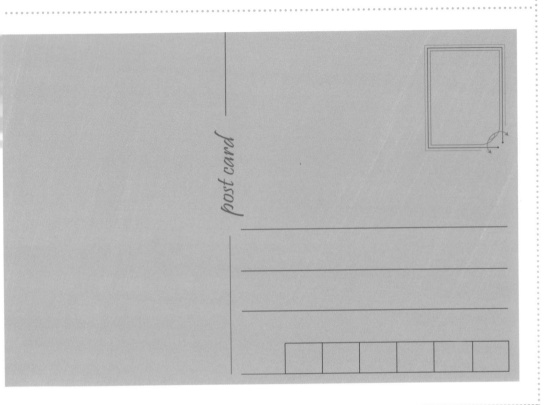

post card

2018Michelle陰瑜珈師資培訓課程指定用書，憑本券於
2017.10.15師資培訓說明會前，報名付費成功，可享早鳥優
惠價再折NT$500。相關資訊詳見SPACE YOGA官網。

◆本券限一人抵用SPACE YOGA單堂瑜珈課程體驗乙次及
　憑本券享體驗禮乙份。(贈品數量有限，送完為止)。
　兌換期限至2017.12.31止。

◆本券限非SPACE會員及未曾體驗課程者使用。

◆上課日請提早30分鐘報到，準時開課後，將不開放入場。

◆請於三天前線上或來電預約席次，恕不開放當天體驗課程

◆部份課程將不提供體驗，本館保有調整活動內容之權利。

兌換人：

兌換人：

研習課程服務專線 02 2708 7133

或來信洽詢teachertraining@withinspace.com

安和館 02 2773 8108 台北市安和路一段27號16樓

天母館 02 2877 2108 台北市天母東路43巷5號

國家圖書館出版品預行編目

正念陰瑜伽：自我療癒與轉化之道
Michelle Chu著-- 初版. -- 臺北市：商周出版：家庭傳媒城邦分公司發行, 民106.08
160面；17*23公分-（Beautiful life；57）　ISBN 978-986-477-293-3（平裝）

411.15　　1. 醫療保健　2. 瑜伽　　　106012688

Beautiful Life　58

正念陰瑜伽　自我療癒與轉化之道

作　　　者——Michelle Chu
責任編輯——韋孟岑
編輯協力——劉美欽
版　　　權——黃淑敏、吳亭儀、翁靜如
行銷業務——林彥伶、石一志
總 編 輯——何宜珍
總 經 理——彭之琬
發 行 人——何飛鵬

法律顧問——元禾法律事務所　王子文律師
出　　　版——商周出版
　　　　　　臺北市中山區民生東路二段141號9樓
　　　　　　電話：(02) 2500-7008　傳真：(02) 2500-7759
　　　　　　E-mail：bwp.service@cite.com.tw
發　　　行——英屬蓋曼群島商家庭傳媒股份有限公司城邦分公司
　　　　　　臺北市中山區民生東路二段141號2樓
　　　　　　讀者服務專線：0800-020-299　24小時傳真服務：(02)2517-0999
　　　　　　讀者服務信箱E-mail：cs@cite.com.tw
劃撥帳號——19833503　戶名：英屬蓋曼群島商家庭傳媒股份有限公司城邦分公司
訂購服務——書虫股份有限公司客服專線：(02)2500-7718；2500-7719
服務時間——週一至週五上午09:30-12:00；下午13:30-17:00
　　　　　　24小時傳真專線：(02)2500-1990；2500-1991
　　　　　　劃撥帳號：19863813　戶名：書虫股份有限公司
　　　　　　E-mail：service@readingclub.com.tw
香港發行所——城邦(香港)出版集團有限公司
　　　　　　香港灣仔駱克道193號東超商業中心1樓
　　　　　　電話：(852) 2508 6231傳真：(852) 2578 9337
馬新發行所——城邦(馬新)出版集團
　　　　　　Cité (M) Sdn. Bhd. (458372U) 11, Jalan 30D/146, Desa Tasik, Sungai Besi,
　　　　　　57000 Kuala Lumpur, Malaysia.
　　　　　　電話：603-90563833　傳真：603-90562833
行政院新聞局北市業字第913號

內頁插畫——Arthur Wu
封面設計／內文設計排版——copy
印　　　刷——卡樂彩色製版印刷有限公司
經 銷 商——聯合發行股份有限公司　新北市231新店區寶橋路235巷6弄6號2樓
　　　　　　電話：(02)2917-8022　傳真：(02)2911-0053

2017年（民106）08月05日初版　Printed in Taiwan　定價380元　**城邦**讀書花園
　　　　　　　　　　　　　　　　　　　　　　　　　　www.cite.com.tw
2022年（民111）11月17日初版5刷
著作權所有，翻印必究　ISBN 978-986-477-293-3
商周出版部落格——http://bwp25007008.pixnet.net/blog

《正念陰瑜伽》抽獎活動

活動辦法

詳細填妥本書回函卡並寄回（影印無效），即可參加抽獎！您將有機會抽中以下獎項！

活動時間

即日起至2017/10/20（五）止（以郵戳為憑）。

抽獎獎項

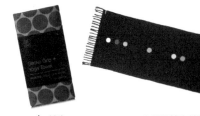
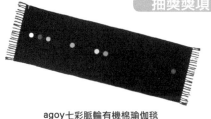
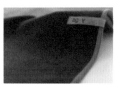
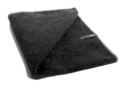

gecko鋪巾	agoy七彩脈輪有機棉瑜伽毯	agoy超柔感瑜伽巾	agoy超柔感瑜伽手巾
市價2680元，5名	市價2480元，5名	市價1980元，5名	市價780元，5名

中獎公布

得獎名單將於2017/10/27（五）公布於城邦讀書花園www.cite.com.tw，
並以email通知中獎者（請務必正確填寫email以利有效通知）。獎項將於10/31（二）起陸續寄出。

請沿虛線對摺，謝謝！

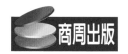

廣　告　回　函
北區郵政管理登記證
台北廣字第000791號
郵資已付，免貼郵票

104台北市民生東路二段 141 號 9 樓
英屬蓋曼群島商家庭傳媒股份有限公司
城邦分公司

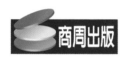商周出版

讀者回函卡

謝謝您購買我們出版的書籍！請費心填寫此回函卡，我們將不定期寄上城邦集團最新的出版訊息。

姓名：＿＿＿＿＿＿＿＿＿＿＿＿＿＿＿＿＿ 性別：☐男 ☐女

生日：西元＿＿＿＿＿＿年＿＿＿＿＿＿月＿＿＿＿＿＿日

地址：＿＿＿＿＿＿＿＿＿＿＿＿＿＿＿＿＿＿＿＿＿

聯絡電話：＿＿＿＿＿＿＿＿＿＿ 傳真：＿＿＿＿＿＿＿＿＿＿

E-mail：＿＿＿＿＿＿＿＿＿＿＿＿＿＿＿＿＿＿＿

學歷：☐1.小學 ☐2.國中 ☐3.高中 ☐4.大專 ☐5.研究所以上

職業：☐1.學生 ☐2.軍公教 ☐3.服務 ☐4.金融 ☐5.製造 ☐6.資訊

　　　☐7.傳播 ☐8.自由業 ☐9.農漁牧 ☐10.家管 ☐11.退休

　　　☐12.其他＿＿＿＿＿＿＿＿＿＿＿＿＿＿＿＿＿

您從何種方式得知本書消息？

　　　☐1.書店 ☐2.網路 ☐3.報紙 ☐4.雜誌 ☐5.廣播 ☐6.電視

　　　☐7.親友推薦 ☐8.其他＿＿＿＿＿＿＿＿＿＿＿＿＿

您通常以何種方式購書？

　　　☐1.書店 ☐2.網路 ☐3.傳真訂購 ☐4.郵局劃撥 ☐5.其他＿＿＿＿

您喜歡閱讀哪些類別的書籍？

　　　☐1.財經商業 ☐2.自然科學 ☐3.歷史 ☐4.法律 ☐5.文學

　　　☐6.休閒旅遊 ☐7.小說 ☐8.人物傳記 ☐9.生活、勵志 ☐10.其他

對我們的建議：＿＿＿＿＿＿＿＿＿＿＿＿＿＿＿＿＿

＿＿＿＿＿＿＿＿＿＿＿＿＿＿＿＿＿＿＿＿＿＿＿

＿＿＿＿＿＿＿＿＿＿＿＿＿＿＿＿＿＿＿＿＿＿＿

＿＿＿＿＿＿＿＿＿＿＿＿＿＿＿＿＿＿＿＿＿＿＿

＿＿＿＿＿＿＿＿＿＿＿＿＿＿＿＿＿＿＿＿＿＿＿

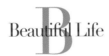

Beautiful Life

Beautiful Life